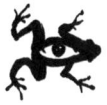

Lou Bihl

Ohne Befund

Geschichten aus dem Gesundheits-Wesen

mit Illustrationen von Daniel Horowitz

UNKEN

Ohne Befund beschreibt ausschließlich Erfundenes.
Ähnlichkeiten mit realen Personen oder Begebenheiten
sind zufällig.

Impressum
Erste Auflage 2024
Umschlag und Illustrationen: Daniel Horowitz, Paris
Lektorat: Dr. Felicitas Igel
Korrektorat: Viola Diehl
Satz: fotosatz griesheim GmbH
Gesetzt aus PT Serif
Druck und Verarbeitung: CPI books GmbH, Leck
Printed in Germany
ISBN 978-3-949286-11-7
www.unken-verlag.de

Es gibt nur eine Medizin gegen große Sorgen:
kleine Freuden.

Karl-Heinrich Waggerl

Inhalt

Mutterschaft	8
Keine Schönheitschirurgin	36
Phase III	58
Der Stalker und die Pest	78
Viagra rettet Leben und schützt das Herz	108
Dankbarkeit	124
German Angst	142
So ähnlich wie Trumps Frau	164
Krieg und Kirschenplotzer	184
Der Kategorienkiller	202
Nachwort und Dank	233

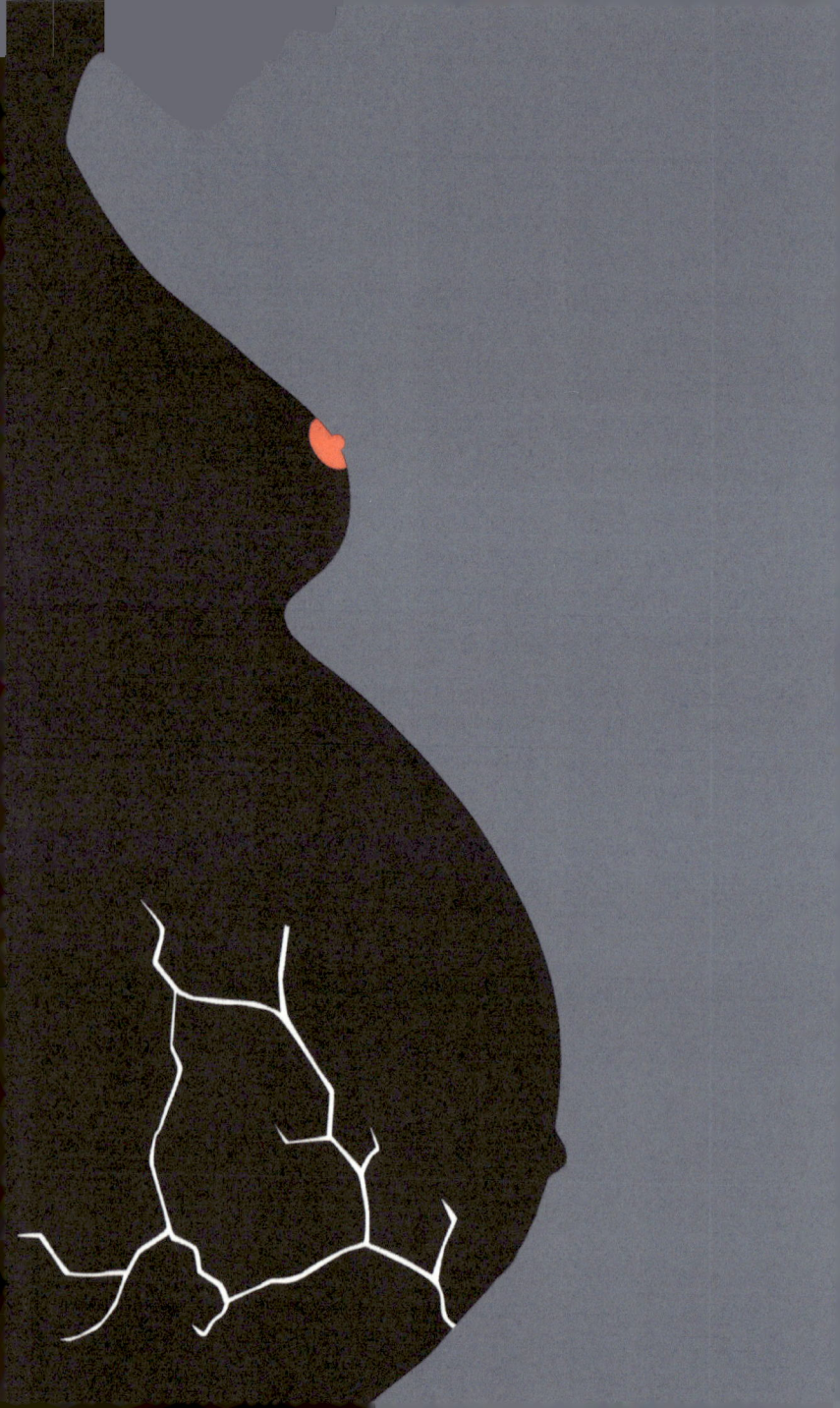

Mutterschaft

Dr. Finn Egemann

Manchmal packt mich die Reue, nicht Saxofonist geworden zu sein. Dann besinne ich mich auf das Privileg, als Gynäkologe meinen Beitrag zum Erhalt der Gesellschaft zu leisten. Für Ärzte anderer Disziplinen liegt ihr Daseinszweck darin, Leben zu retten, was wir Gynäkologen ebenfalls tun. Aber eben nicht nur! Wir ermöglichen Leben. Na ja, zumindest machen wir den Weg frei. Seelenbetreuer sind wir auch.

So gehört mein letzter Termin des Tages meist den Schwierigen oder Zuwendungsbedürftigen. Etwa beim Überbringen schlechter Nachrichten. Oder bei Risikoschwangerschaften. Bei ungewollt Schwangeren und bei Frauen, die nichts lieber wären als schwanger, deren Kinderwunsch jedoch unerfüllt bleibt. Wie bei Ulla Krauss-Kimmerle, genannt Kraki, einer Kollegin, die ich als Kampfgefährtin aus Klinikzeiten sehr schätze. Oft stand sie mir bei komplizierten Geburten und Kaiserschnitten zur Seite. Als Neonatologin[1]* hatte sie ein Händchen für Winzlinge, deren Leben, zu früh begonnen, schon auf der Kippe stand, als sie in die Welt geworfen wurden. Geduld brauchte ich mitunter für Krakis

---

1 Fachausdrücke, mit »*« gekennzeichnet, werden im Glossar erläutert.

Betulichkeit, eine Schrulle, die sie mit vielen Pädiatern teilt; es färbt ab, wenn man immer nur mit Kindern oder deren neurotischen Eltern zu tun hat. Kinder waren für Kraki stets das Höchste, und so war ich wenig verwundert, als sie kurz vor meiner Praxisgründung die Klinik verließ. Nicht, weil ihr die zahlreichen Wochenenddienste und Nachtschichten zu anstrengend geworden wären, sondern da sie sich selbst mindestens drei eigene Sprösslinge wünschte. Die leider, trotz des ruhigeren Jobs als angestellte Ärztin in einer pädiatrischen Praxis, ausblieben oder, schlimmer noch, im ersten Schwangerschaftsdrittel abgingen.

Also stelle ich mich auf Trostbedürftigkeit ein, im letzten Jahr hatte ich Kraki in ein Kinderwunschzentrum überwiesen, allerdings waren mehrere reproduktionsmedizinische Therapiezyklen erfolglos. Oder sollte sie doch schwanger geworden sein?

»Frau Doktor Doppelname ist heute nicht Patientin«, raunt mir Tatjana, die ukrainische Helferin, zu, als sie Kraki samt Begleitung ins Sprechzimmer bringt. »Sie ist Vermietung von Eva Popova, eine schwangere Flüchtling aus meine Heimat. Frau Doktor hat bestanden auf mitkommen zu Herr Doktor.«

Als ich keine Einwände erhebe, zieht Tatjana die buschigen Brauen hoch. »Soll ich bleiben? Wenn Sie brauchen, kann ich übersetzen.«

Ich nicke und wende mich Kraki zu. Ihre Körpersprache wirkt revitalisiert, die vormals hängenden Schultern sind straff, der herbe Zug um den Mund, mit jeder Monatsblutung tiefer eingekerbt, hat sich geglättet, und in ihre Augen ist das frühere Strahlen zurückgekehrt. Allerdings zeigt ein Blick auf ihre Hände: Sie kaut noch immer an den Fingernägeln. Kraki begrüßt mich mit Luftküsschen und bedankt sich bei Tatjana für den schnellen Termin. Übrigens sei sie nicht Frau Popovas Vermieterin, sondern ihre Vertraute. Nach deren Flucht aus Saporischschja habe sie die junge Frau aufgenommen und sie seien Freundinnen geworden. »We are good friends, Eva, aren't we?«

»Yes, yes«, bestätigt Eva mit strahlendem Lächeln. »She like mother.« Sie legt Kraki eine Hand auf den Arm. Die lächelt zurück, kann aber ein winziges Zucken nicht verbergen. Sie ist Anfang vierzig, die Ukrainerin Mitte zwanzig. Evas kurvige Gestalt kontrastiert mit einer wächsernen Gesichtsfarbe, die der feuerwehrfarbene Lippenstift noch betont.

Tatjana nickt befriedet und holt einen dritten Stuhl. Nach Übersetzung meiner Frage zu ihrer Schwangerschaft antwortet Eva, das Zeugungsdatum könne sie nicht nennen, sie und ihr Verlobter hätten nach Kriegsausbruch »immerzu Sex gemacht, um noch ein bisschen Leben zu fühlen«. Auch das Datum der letzten Periode weiß sie nicht genau. »Krieg macht Ordnung von Zyklus kaputt«, übersetzt Tatjana. Vor zehn Wochen dann positiver Schwangerschaftstest – ungeplantes Wunschkind. Eva stockt, ihre Züge frieren ein, der Blick driftet starr ins Leere.

Am Tag nach dem Test kam der Einberufungsbefehl, ihr Verlobter wurde kurzfristig an die Front beordert. Andrej bestand auf ihrer sofortigen Flucht. Eva empfand das als Verrat und weigerte sich zunächst, ließ sich dann aber mit dem Argument überreden, es sei ihre moralische Pflicht, das Baby vor dem Krieg zu schützen. Und überhaupt Saporischschja! Durch eine deutsche Bekannte kam der Kontakt mit Frau Doktor zustande, die sich sofort bereit erklärte, Eva aufzunehmen. Sobald der Krieg gewonnen ist, will die junge Frau mit dem Kind in ihre Heimat zurückkehren.

»Das kann dauern«, kommentiert Kraki lakonisch. »Aber schließlich habe ich mir Kinder gewünscht, und nun kommt wenigstens mal ein Baby ins Haus.«

»Dann schauen wir uns euer Wunschbaby mal an«, sage ich, auf die Ultraschallliege deutend, und beiße mir auf die Zunge: Die zweite Person Plural war wohl ein Fettnapf. Doch Kraki scheint über diesen Fehltritt nicht gekränkt, sondern nickt begeistert, besonders nachdem Eva klargestellt hat: »Doctor, Ulla stay, for looking my Baby.«

Die Vaginalsonografie zeigt das pflaumengroße Wesen in Evas Uterus, es faltet sich in der prallen Fruchtblase kurz zusammen, als begrüße es die Zuschauer mit einer kleinen Verbeugung. Dann streckt sich der Fötus, man sieht sein winziges Herz schnell und rhythmisch pumpen. Andächtig starren die beiden Frauen auf den Schirm und lauschen wie hypnotisiert den regelmäßigen, kräftigen Herztönen. Die Scheitel-Steiß-Länge beträgt 51 mm, so ist die werdende Mutter wohl in der 12. Woche.

Alles scheint, wie es sein soll. Kraki macht zahllose Screenshots, Tatjana überreicht beiden Frauen zusätzlich ein Papierfoto. Eva haucht ein Küsschen auf das Bild und wird noch blasser, als das Baby nun aussieht, als blute es aus dem Herzen in den Bauchraum. »Only Lipstick«, tröstet Kraki und wirft schnell das Blutbaby in den Papierkorb. Tatjana druckt der jungen Mutter einen neuen Sprössling aus.

Als die beiden Frauen nach der Blutentnahme Arm in Arm die Praxis verlassen, schaut meine Helferin ihnen versonnen nach. »Doktor Doppelname ist doch guter Mensch. Wird sich kümmern, auch wenn Baby halbes Waisenkind wird.«

»Keine Unkenrufe!«, mahne ich munterer, als mir zumute ist. »Was kann Menschen im Krieg mehr Hoffnung geben, als dem täglichen Morden ein neues Leben entgegenzusetzen?«

Tatjana legt den Kopf schief. »Chef weiß immer schlau, wie Welt funktioniere.«

Dr. Ulla Krauss-Kimmerle

Finn hat nichts gemerkt. Sich überwiegend als Höhlenforscher im Inneren des weiblichen Südpols zu bewegen, engt vielleicht den Horizont der Fantasie ein. Auch können sich männliche Gynäkologen wohl kaum vorstellen, wie brisant die menschliche Sehnsucht wird, sein Selbst zu reproduzieren – und was Frauen bereit sind, dafür zu investieren.

Irgendwann werde ich Finn einweihen, keinesfalls will ich ihn als Freund und Kollegen verlieren. Nach jeder Fehlgeburt hat er meine Untröstlichkeit ausgehalten, mir Mut zugesprochen. Nach der x-ten Enttäuschung versuchte er behutsam, mir die Perspektive näherzubringen, auch ein Leben ohne »selbst gemachten« Nachwuchs könne erfüllend sein, zum Beispiel mit adoptierten Kindern. Damals, als ich ihn auf Leihmutterschaft ansprach, hat er sofort geblockt und mir apodiktisch davon abgeraten, illegale Wege zu beschreiten. Ich hoffe, ich kann ihn dennoch überzeugen, dass ein bisschen kriminelle Energie die Unschuld werdenden Lebens nicht weniger schützenswert macht.

Aber noch will ich nichts riskieren, Eva vertraut Finn. Es würde nur Unruhe in die Schwangerschaft bringen, falls er die weitere Betreuung ablehnte, denn psychisch ist Eva alles andere als stabil; wenn ihr Smartphone sich meldet, zuckt sie zusammen. Kein Wunder,

der Klingelton ist Ed Sheerans *I See Fire*. Doch bleibt ihr Handy stumm, wird sie rastlos und zappelig.

Als Eva mich anrief, konnte ich mein Glück kaum fassen.

Vor dem Krieg hatte ich bei einem angeblichen Urlaub am Schwarzen Meer eine letzte Stimulationstherapie bei der Agentur in Odessa absolviert, vier reife Eizellen konnten problemlos befruchtet werden. Leider wurde Eva nach dem ersten Implantationsversuch nicht schwanger. Drei verbleibende Embryonen wurden eingefroren.

Dann kam der Krieg und schweren Herzens nahm ich innerlich Abschied von meinen Tiefkühlkindern. Bei jeder Meldung über Stromausfälle in der Ukraine quälte mich das Bild ihres grausamen Schmelztodes, wenngleich die Agentur zu Beginn des Krieges noch schrieb, ihre Tiefkühlanlagen seien geschützt und mehrfach gesichert, sie hofften, ihren *Service* bald wieder aufnehmen zu können. Vermutlich nahmen sie an, Putin werde binnen Kürze die Ukraine erobern, und da in Russland Leihmutterschaft erlaubt ist, könne man anschließend mit einem erweiterten Geschäftsmodell fortfahren.

Dann kam der Anruf. Kaum verstand ich Evas gebrochenes Englisch. Die Agentur werde wegen des Krieges nun endgültig aufgelöst, biete jedoch an, vorher die noch vorhandenen Embryonen, die sich bei ununterbrochener Kühlkette in gutem Zustand befänden, gegen eine minimale Gebühr zu implantieren. Ob wir bereit wären, Eva für die Dauer der Schwangerschaft bei uns unterzubringen. Ich zögerte nicht und fegte alle Bedenken meines chronisch misstrauischen Mannes beiseite.

Eva wurde prompt schwanger. Viktor schlug vor, die genetische Abstammung mit einer Fruchtwasseruntersuchung zu überprüfen. Ich erklärte ihm, das sei prinzipiell möglich, stelle aber ein erhebliches Risiko für die Schwangerschaft dar, dem kein Arzt eine Vierundzwanzigjährige aussetzen werde. Um weitere Diskussionen zu vermeiden, verschwieg ich, dass kürzlich ein Bluttest zugelassen wurde, in Deutschland jedoch nur bei Verdacht auf Vergewaltigung. Die Idee einer ukrainischen Leihmutterschaft hatte er zunächst kategorisch abgelehnt. Als Jurist hat Viktor einen phobischen Respekt vor Illegalem. Überzeugen ließ er sich erst, nachdem er im Embryonenschutzgesetz recherchiert hatte, dass strafrechtlich nur die Ärzte verfolgt werden, die eine entsprechende Behandlung vornehmen, während Wuscheltern und Leihmutter straffrei bleiben.

Nun bin ich eine Kriegsgewinnlerin und schäme mich kein bisschen. Täglich kommen Tausende von ungewollten Babys zur Welt. Kein Kind kann willkommener sein als meines, wir werden es in Liebe baden. Auch Eva hat es gut bei uns: keine Bomben, medizinische und menschliche Betreuung und bei ihrer Rückkehr eine finanzielle Existenzgrundlage. Unsere Anwältin, eine Studienkollegin von Viktor, prüft die Optionen für eine Adoption, die bei Anerkennung der Vaterschaft angeblich problemlos ist. Schon vor dem Krieg hatte es in Frankfurt ein entsprechendes Urteil gegeben, nachdem in einem solchen Fall im Sinne des Kindeswohls auch der Wunschmutter das Adoptionsrecht zugesprochen wurde.

Nach der Geburt kann Eva bei uns bleiben, solange sie will, hoffentlich ist der Krieg bald vorbei. Ich habe sie von Herzen gern, fürchte jedoch, emotional könnte es schwierig werden, wenn sie zu lange mit dem Kind lebt, das sie neun Monate im Bauch trug und das dann meins ist. Ich wünsche ihr von Herzen, der Verlobte möge überleben und viele kleine Ukrainer mit ihr zeugen.

Dr. Finn Egemann

Ob Frau Doktor Doppelname mich vor Frau Popovas zweiter Untersuchung kurz allein sprechen könne, fragt Tatjana. Leicht verblüfft stimme ich zu.

Bei Krakis Umarmung rieche ich neben pudrigem Parfum einen Hauch von Schweiß. Ihre Beteuerung, wie sehr sie sich freue, mich zu sehen, klingt wie Partybegrüßungszwitschern. Kraki setzt sich, zupft am Rock, schlägt die Beine übereinander, stellt sie wieder parallel und beugt sich über den Schreibtisch. »Ich wollte dich um eine klitzekleine kollegiale Konspiration bitten.«

Ich lehne mich zurück. »Nur zu.«

Weitschweifig erklärt Kraki ihr Anliegen. Ich möge, zusätzlich zur routinemäßigen Schwangerschaftsvorsorge, alle Untersuchungen einsetzen, die bei einer Risikoschwangerschaft sinnvoll seien, sie werde für sämtliche Kosten aufkommen, die die gesetzliche Krankenversicherung nicht übernehme. Sie meint, der psychische Stress durch die Flucht und die ständige Sorge um den Verlobten an der Front seien Risikofaktoren für die Schwangerschaft und rechtfertigten ein erweitertes Monitoring, einschließlich erweitertem Ultraschall mit systematischer Untersuchung der Organe, für die ich ja über die entsprechende Qualifikation und spezielle apparative Ausstattung verfüge.

Eigentlich sehe ich bei der jungen Kerngesunden dafür keine Indikation, andererseits hat die Kollegin manche Neugeborenen mit unerkannten Beeinträchtigungen betreut. Also stimme ich zu, vorausgesetzt, die Schwangere sieht das ebenso.

Ich will aufstehen, aber Kraki ist noch nicht fertig. Da sei noch etwas. Ob ich außerdem einen pränatalen Bluttest auf Trisomie* machen könne.

Das finde ich unangemessen und helikoptermäßig. Ob die Untersuchung wirklich der Wunsch der Patientin sei?

Krakis Blick flackert, sie nestelt an ihrer Halskette. Eva würde alles für ihr Baby tun, weicht sie aus. Mein Zweifeln wahrnehmend, legt sie nach, auch für sehr junge Frauen bestehe schließlich ein – wenn auch geringes – Trisomie-Risiko. Und in Anbetracht der besonderen Lebenssituation der werdenden Mutter sei es besonders wichtig, dass sie sich auf ein potenziell behindertes Kind einstellen und notfalls einen Abbruch in Erwägung ziehen könne.

»Eben hast du noch gesagt, Eva würde alles für ihr Kind tun«, antworte ich unwirsch. »Nachdem sie die Flucht gut überstanden hat, gibt es doch kein gesteigertes Risiko mehr. Bist nicht eher *du* diejenige, die sich fürchtet?«

Kraki knabbert an ihrem rechten Daumennagel und stammelt: »Seit der russischen Besetzung des Kernkraftwerkes in Saporischschja weiß kein Mensch, wie hoch dort die Strahlenbelastung ist.«

Tiefes Einatmen hilft gegen Ungeduld.

»Ein Zusammenhang zwischen Strahlenexposition und Trisomien wurde nie nachgewiesen«, antworte ich. »Bei Frauen ihres Alters liegt das Risiko für ein Downsyndrom gerade mal bei acht von zehntausend. In deinem Alter wäre das etwas anderes, da ist die Häufigkeit zwanzigmal höher.«

Da war ich wohl taktlos. Noch nie sah ich Kraki erröten und will mich entschuldigen. Doch dann stellen die

Nackenhaare sich auf, bevor der Verdacht mein Großhirn erreicht: Unfruchtbare Frau in den Vierzigern! Junge Schwangere aus der Ukraine!

»Bitte sag mir sofort, was Sache ist, Ulla!« Unter dem Inquisitionsblick, der meinen Kindern zuverlässig Geständnisse geheim gehaltener Sünden entlockt, zerbröselt die Contenance der Kollegin und sie beichtet umfassend.

Gekaufte Leihmutter! Ausgerechnet Kraki und ihr pingeliger Paragrafenschnösel! Als Anwalt für Steuerrecht kann er sich locker das Leasing eines mittellosen Mädchens als Gebärmaschine leisten. Kommerzielle Leihmutterschaft finde ich zum Kotzen, obwohl ich die altruistische nicht prinzipiell ablehne, – wenn es denn eine solche ist. Eine Frau, die aus Liebe oder Freundschaft freiwillig und in voller Kenntnis der Risiken ihre Gebärmutter einer Kinderlosen zur Verfügung stellt, hat jeden Respekt verdient. Doch wie oft stellen jenseits finanzieller Deals eine emotionale Erpressung oder vermeintliche Verpflichtungen die Freiwilligkeit infrage?

»Und wenn euer Kind behindert wäre, würdet ihr das arme Mädchen zur Abtreibung schicken?«

»Quatsch«, protestiert Kraki lahm, »ich habe in der Klinik viele entzückende Downies betreut, ich will nur Gewissheit. Und schließlich schadet eine Blutabnahme keinem. Man muss Eva ja nicht auf die Nase binden, worum es geht bei dem Test …«

Das ist mir zu viel der Konspiration, kompromisslos lehne ich ab.

Eva und Tatjana schwatzen kichernd an der Theke. Als die Schwangere Krakis noch immer rotfleckiges Gesicht sieht, wirft sie ihr einen ängstlich fragenden Blick zu. »Alles gut«, winkt Kraki ab.

Immerhin ist beim Baby alles gut. Als wollte es uns foppen, entzückt uns das kleine Wesen zunächst mit einer Kickbox-Performance. Nach einem kraftvollen Abstoß von der Gebärmutterwand winkelt es beide Beine an und tritt abwechselnd rechts und links ein imaginäres Objekt, um dann mit den Fäustchen ins Fruchtwasser zu boxen. Als die Lage sich beruhigt, beginne ich mit der Biometrie*. Kopfform und Hirnkammern sind regelrecht, das Kleinhirn gut darstellbar, Hals und Rücken ohne Befund. Das kräftige Herz pumpt unverdrossen, alle vier Herzkammern sind einsehbar. Auch im Bauchraum liegen alle Organe, wo sie hingehören.

Und es ist ein Mädchen! Was seiner genetischen Mutter Tränen in die Augen treibt.

Dr. Ulla Krauss-Kimmerle

Eigentlich läuft alles gut. Meine Tochter entwickelt sich prächtig, schon jetzt wäre sie lebensfähig, doch bis zur Geburt bleiben ihr noch zehn Wochen für die finale Reifung. Zeit, die leider langsamer vergeht, als ich dachte. So sehr hatte ich mich gefreut, hautnah die Schwangerschaft mitzuerleben, die mir selbst verwehrt blieb. So gerne wäre ich Eva eine große Schwester oder mindestens mütterliche Freundin geworden, doch ich spüre eine Distanz bei ihr, die zu überwinden sie mir nicht erlaubt. Wenn ich sie berühre, habe ich das Gefühl, sie verbirgt das Zurückschrecken mit Mühe. Ich habe versucht, mit ihr zu sprechen, sie zu fragen, ob es ihr schwerfällt, sich nach der Geburt von ihrer Mutterrolle zu trennen. Dem Baby selbst wird sie noch nahe bleiben, denn der Krieg in ihrer Heimat wird so bald nicht enden. Eva hat jeden Gesprächsversuch abgeblockt, mich freundlich angelächelt und so etwas gemurmelt wie: »Don't worry, be happy.« Vielleicht bereut sie, ein fremdes Kind auszutragen und sich fragen zu müssen, ob sie mit ihrem geliebten Andrej noch je eine Familie wird gründen können. Wann immer er sich nicht meldet, ist sie aufgelöst, zumal er ihr nicht sagen darf, wo er sich aufhält. Ich habe großes Mitgefühl für sie und ihre Sorge, frage mich aber mitunter, ob meiner Kleinen die

Stresshormone schaden, die vom leihmütterlichen Blut in die Nabelschnur diffundieren.

Mein Gatte ist mürrisch, was mich meinerseits nervt. Immer hat er glaubhaft beteuert, wie sehr er sich Kinder wünscht. Vielleicht entstand unsere Ehe durch die unbewusste Suche nach dem geeigneten Konterpart für die Nachwuchsproduktion? Neulich habe ich bei Houellebecq gelesen, die Fortpflanzung sei eine »Art urtümliches Gebrüll des Gens, das bereit sei, alles zu tun, um das eigene Überleben zu sichern«. Und ich habe nicht geliefert. Doch dann immerhin für Ersatzlieferung gesorgt. So sollte ihm die junge Frau, durch die wir zur Familie werden, ein hochwillkommener Gast sein – kein Eindringling, der seinen Alltagstrott stört. Der smarte Anwalt, zwölf Stunden im Job ein flexibler Typ, der sich wechselnden Gegebenheiten geschmeidig anpassen kann. Nach Feierabend muss er dann chillen, am besten mit Bier vor der Glotze. Und nun gibt es eine Zeugin, durch deren Anwesenheit mir manches bewusst wird, das ich längst hätte sehen können. Doch Karriere und Kinderwunsch ließen mich im Nahsichtmodus vom einen zum nächsten Etappenziel stolpern – Nahsicht verhindert Draufsicht. Wenn Viktors Schnarchen mich manchmal nachts schlaflos macht, beschleicht mich die bange Frage, was aus unserem Leben wird, wenn unser Kind es durcheinanderwirbelt. Aber was, wenn nicht ein neues Leben, kann Menschen bewegen, ein neues Leben zu beginnen?

◇

Eva Popova

Я не знаю, скільки ще зможу це витримати.[2]

◇

Dr. Finn Egemann

Drei Tage vor Eva Popovas letztem vorgeburtlichen Termin erreicht mich Krakis Mail.

> Lieber Finn,
> sorry, ich muss den nächsten Termin in Deiner Praxis leider absagen.
> Eva hat uns verlassen und ist nach eigenen Angaben aus Deutschland ausgereist. Sie hinterließ einen Brief, in dem sie sich entschuldigt und bedankt.
> Letzteres gebe ich weiter, danke für Deine wie gewohnt exzellente Betreuung, vor allem aber für das freundschaftliche Verständnis, das Du mir auch in dieser Situation entgegenbrachtest. Gerne bleibe ich auch

---

2 Ich weiß nicht, wie lange ich das noch ertragen kann.

künftig Deine Patientin, wenngleich nur noch für Krebsabstriche oder Menopausenblues.

Herzliche Grüße
Ulla

Ich bin fassungslos. Arme Ulla. Jahrelang malträtierte sie erfolglos den eigenen Körper mit den Segnungen der Reproduktionsmedizin. Endlich das Wunschkind im Bauch einer Gekauften, der die Wunschmutter nicht nur Geld, sondern auch Zuflucht, Sicherheit und Liebe gegeben hat. Und zum Dank macht die sich dann aus dem Staub, überlässt die leiblichen Eltern der Horrorvision, ihr Kind müsse in Krieg und Chaos aufwachsen. Denen die Hände gebunden sind, da juristisch die Gebärende als Mutter gilt.

Spontan maile ich zurück:

Liebe Kraki,
es tut mir wahnsinnig leid! Ich kann nur ansatzweise ahnen, was Du durchmachst. Gerne würde ich Dir beistehen; schließlich verbindet uns nicht nur eine Arzt-Patienten-Beziehung, sondern auch ein kollegial-freundschaftliches Verhältnis. Ich schlage deshalb vor, dass Du den Termin dennoch wahrnimmst. Wenn Du magst, können wir bei einem Kaffee persönlich und in Ruhe über alles sprechen.

Sei herzlich gedrückt von deinem Finn

Kraki antwortet umgehend und bedankt sich für das Gesprächsangebot; sie komme sehr gern.

Dr. Finn Egemann

Kraki wirkt erstaunlich gefasst, sie trägt eine elegante blassblaue Bluse, Ton in Ton mit Rock und Schuhen. Ich bin erleichtert, dass sie sich in ihrem Kummer nicht gehen lässt. Sie umarmt mich und schmiegt kurz den Kopf an meine Brust. Keine Tränen. Wir setzen uns und rühren einen Moment gedankenverloren in unserem Kaffee.

»Danke, dass du dir Zeit für mich nimmst«, sagt sie. »Gerade kann ich einen Freund gut gebrauchen.«

Dann erzählt sie. Eva war angeblich von einer geflüchteten Landsfrau angerufen worden, deren Familie teilweise im Krieg umgekommen sei und die nun dringend emotionalen Beistand brauche. In Anbetracht der fortgeschrittenen Schwangerschaft hatte Kraki versucht, der werdenden Mutter die Reise nach Norddeutschland auszureden, und ihr auch angeboten, sich wenigstens von ihr fahren zu lassen; aber Eva hatte strikt abgelehnt. In den nächsten beiden Tagen schrieb sie noch vereinzelte Textnachrichten, bevor der Kontakt abriss. Kraki hatte sich zu Tode geängstigt und bereits geahnt, dass sie die junge Frau nicht wiedersehen würde. Dann kam die Abschiedsmail.

»Kann man die Mail und das Mädchen nicht verfolgen?«, frage ich. »Was sagt denn dein sachkundiger Anwaltsgatte dazu?«

Kraki macht eine wegwerfende Handbewegung. »Der hat gleich gesagt: keine Chance! Juristisch sei nichts zu machen. Er meinte sinngemäß, wer gegen geltendes Recht verstoße, müsse sich nicht wundern, wenn ihm Unrecht widerfahre. Und dass er es schließlich schon immer gesagt hat ...«

Ich verschlucke das A-Wort, doch es diffundiert nonverbal über den Tisch. »Sag lieber nix«, bittet Kraki, »es ist alles anders, als es scheint, und du sollst die ganze Story erfahren.« Mit dieser kryptischen Ankündigung kramt sie in ihrer Handtasche, zieht ein Blatt Papier heraus und reicht es mir über den Tisch. »Evas Abschiedsbrief.«

Liebe Ulla,

bitte mach Dir keine Sorgen, bitte suche mich nicht. Wenn Du dies liest, bin ich schon im Ausland. Ich möchte mich bei Dir entschuldigen, obwohl ich weiß, dass unverzeihlich ist, was ich tat.

Die Geschichte, die wir Deinem Freund, dem Frauenarzt, beim ersten Termin erzählt haben, war die Wahrheit und nicht die Lüge, an die Du glaubtest.

Als ich mich aus Versehen schwanger fand und Andrej in den Krieg kommandiert wurde, waren wir gleichzeitig glücklich und verzweifelt. Als Mechatroniker musste er zu einer Panzerdivision, und auf Panzer wird immer zuerst geschossen. Wir haben über Abtreibung gesprochen, schon das Wort ist auf Deutsch besonders schrecklich, aber das war mir undenkbar. Wenn Andrej nicht wiederkehrt, will ich wenigstens etwas von ihm übrig haben, das immer bei mir bleibt. Dann hatten wir die Idee mit Dir. Das mit der Agentur war frei erfunden, sie hatte schon lange geschlossen, jetzt gehen die Kinderwunschpaare nach Georgien. Ich wusste, wie sehr Ihr Euch ein Baby wünscht, und hoffte, dass Du mich nicht abweisen würdest.

Ursprünglich war mein Plan, das Baby bei Euch zu entbinden und dann zu beichten, bevor alles rauskommt. Aber das wurde mit jedem Tag schwieriger, weil Du Dich so lieb um mich gekümmert und mir ein Zuhause gegeben hast. Viktor war auch immer höflich. Ich weiß, dass Deine Liebe und seine Duldung in erster Linie dem Kind in meinem Leib galten, von dem Ihr glaubtet, es wäre Euer Fleisch und Blut. Es wurde mein Albtraum, mir den Moment vorzustellen, wenn Du zum ersten Mal das Baby in den Armen hast und fast vor Glück platzen möchtest. Und dass es Dir dann Dein Herz zerfetzt, wenn Du lernst, dass es nicht Dein Kind ist und dass ich es mitnehmen werde.

Ich hatte auch Angst vor Eurer Enttäuschung und Eurer berechtigten Wut.

Ich verspreche, die erste Rate, die Ihr mir in der 25. Woche überwiesen habt und die ich an die Familie schickte, zurückzubezahlen. Meine Mutter konnte sich damit Insulin für ihre Zuckerkrankheit und andere Medizin kaufen, die man bei uns kaum mehr bekommen kann.

Ulla, Du wirst immer in meinem Herzen sein. Ich hätte gerne Deine Liebe angenommen und zurückgegeben, aber ich konnte das nicht so gut zeigen, weil mein schlechtes Gewissen immer eine Mauer zwischen uns war.

Danke! Und vielleicht kannst Du mir irgendwann verzeihen?

Deine Eva

PS: Ich schrieb diesen Brief mit einem Übersetzungsprogramm, weil ich fürchtete, auf Englisch nicht die richtigen Worte finden zu können.

Die Mail macht mich so perplex, dass ich nicht weiß, ob ich Kraki beglückwünschen oder bemitleiden soll. Also mache ich es so, wie ich es im Kommunikationskurs gelernt habe, und frage: »Wie hast du dich nach der Lektüre dieser Zeilen gefühlt?«

Kraki zuckt die Achseln.

»Erst war ich maßlos enttäuscht und spürte eine ähnliche Trauer wie früher bei den Fehlgeburten. Dann wurde ich zornig über die eigene Blauäugigkeit; dann wütend auf Eva, aber nur kurz.«

»Wieso denn nur kurz?«, frage ich. »Eva hat dich reingelegt, sich bei euch eingenistet und euch finanziell ausgenommen. Und was viel schlimmer ist: Sie hat mit deinen Muttergefühlen Fußball gespielt. Sie ist ein Miststück.«

»Für mich ist sie kein Miststück«, widerspricht Kraki. »Frei nach Napoleon: Im Krieg und in der Mutterliebe ist alles erlaubt. Außerdem verdanke ich ihr eine neue Lebensperspektive.«

Typisch Kraki, denke ich, sie sieht nur das Gute im Menschen und im Schlechten noch immer das Beste.

»Ein Kind bedeutet großes Glück«, fährt sie fort. »Doch ein entscheidendes Merkmal vom Glück ist die Kürze seiner Halbwertszeit. Anhaltend glücklich sein kann nur, wer zufrieden ist. Was ich früher durchaus war. In der Klinik wurde ich täglich gefordert und konnte wachsen. Ich war zufrieden mit der Arbeit, die mir keine Zeit ließ, mit der Ehe unzufrieden zu sein. In der Kinderarztpraxis bin ich täglich *über*fordert, nicht etwa fachlich, sondern in Sachen Geduld, meist mit den Eltern, die bei schweren Infekten mitdiskutieren, ob ich statt Antibiotika nicht »Hämopathie« verordnen könne, oder die ihre Kinder lieber zu Masernpartys als zur Impfung schicken. Und der vermeintliche Preis für den beruflichen Wechsel blieb aus: das eigene Kinderglück. Das mir dann doch noch in den Schoß fiel, zwar nicht in den eigenen, aber immerhin …«

Kraki nimmt einen Schluck Cappuccino und zerbröselt einen Amarettokeks. »Aber wie sollte ich glücklich sein zwischen zwei Menschen, die es sichtlich *nicht* waren und außerdem mühsam verbargen, dass sie einander nicht mochten. Da war Eva, die meine Tochter sein könnte, aber mein Kind austrug, während sie um das Leben ihres Liebsten fürchtete – und Viktor, der Grantige, Vater meines Kindes, der mich aber ständig spüren ließ, das ganze ›Leihmutter-Gedöns‹ sei *mein* Projekt.« Mit dem Kaffeelöffel klaubt Kraki die Keksbrösel zusammen und spült sie mit dem letzten Schluck Cappuccino hinunter.

»Und was kam nach der kurzen Wut?«, frage ich.

»Anhaltende Erleichterung«, antwortet sie wie aus der Pistole geschossen.

»Dass es doch nicht dein Kind war, von dem du glaubtest, es verloren zu haben?«

»Natürlich. Aber nicht nur«, sagt Kraki nachdenklich. »Erst als ich meinen Irrtum verstand, erkannte ich das Ausmaß der Verlustangst, die mich in jeder Schwangerschaft gequält hatte, auch in der letzten, die nur gekauft war. Zentnerlasten, von deren Existenz ich nichts geahnt hatte, fielen mir von der Seele, als mir klar wurde, dass ich diese Angst nun nie wieder erleben muss.«

»Ich bewundere, wie du damit umgehst«, sage ich ehrlich beeindruckt. »Du sprachst von neuer Lebensperspektive. Denkt ihr nun doch an Adoption?«

Kraki beißt krachend in einen weiteren Keks und schaut mir direkt in die Augen. In ihrem Blick finde ich das kampfeslustige Funkeln wieder, mit dem sie mir manchmal nach einer kritischen Geburt das Baby in die Hand drückte, wenn es das Gröbste überstanden hatte.

»Tun wir nicht«, antwortet sie. »Das *Wir* ist nämlich Geschichte. Viktor wird in die Wüste geschickt. In der Praxis werde ich kündigen und mir einen spannenden Klinikjob suchen.«

»Wow, super!«, kommentiere ich mit unprofessioneller Begeisterung. »Und den Kinderwunsch hast du aufgegeben?«

Kraki lächelt versonnen. »Den eigenen schon«, antwortet sie. »Aber ich habe Eva eine Mail geschrieben, ich könne sie verstehen und würde gerne die Patenschaft für das Kind übernehmen.«

»Da hatte diese Betrügerin unfassbares Glück, bei dir an eine so gute Seele zu geraten!«, platzt es aus mir heraus.

Krakis Ton wird fast abweisend. »Nein, Finn, bitte schieb mich bloß nicht in die Gutmenschen-Ecke!«

Ich hole Luft, doch sie kommt mir zuvor. »Als Eva in mein Leben trat, war ich eine resignierte Kinderlose mit einem wenig befriedigenden Beruf – gefangen in einer uneingestanden frustrierenden Ehe. Die Zeit mit ihr und meinem vermeintlichen Baby hat mir eine neue Brille mit besserer Sehschärfe verpasst. Und jetzt, nach Eva, habe ich zwar immer noch kein eigenes Kind, aber vielleicht immerhin ein Patenkind – und vor allem ein neues Leben.«

»Beneidenswert!«, höre ich mich sagen. Bei Krakis erstaunt fragendem Blick füge ich hastig hinzu: »Ich meine natürlich Eva. Wie hat sie denn reagiert?«

Kraki klatscht in die Hände. »Sie hat sofort geantwortet: *happy beyond words*. Und das Baby soll Ulla heißen!«

Glossar

Biometrie: Messen und Überprüfen der embryonalen (im ersten Trimester) bzw. fetalen (im zweiten Trimester) Entwicklung.

Neonatologin: Kinderärztin, spezialisiert auf Neu- und Frühgeborene.

Trisomie (Down-Syndrom): Anomalie des Chromosoms 21, das geistige Behinderung, Mikrozephalie, Kleinwuchs und charakteristisches Aussehen verursachen kann.

Quellen

Goeckenjan, Maren et al.: Schwangerenvorsorge. *Gynäkologe 54,* 579–589 (2021). https://doi.org/10.1007/s00129-021-04821-5

Bundesministerium für Gesundheit. Fragen und Antworten zur medizinischen Hilfe für Ukrainerinnen und Ukrainer. https://www.bundesgesundheitsministerium.de/faq-medizinische-hilfe-ukraine.html

Deutsches Ärzteblatt, 20.5.2021. Reguläre Zulassung vorgeburtlicher Vaterschaftstests befürwortet. https://www.aerzteblatt.de/nachrichten/123949/Regulaere-Zulassung-vorgeburtlicher-Vaterschaftstests-befuerwortet

Gunnarsson Payne, Jenny et al.: Surrogacy relationships: a critical interpretative review. *Upsala journal of medical sciences* vol. 125,2 (2020): 183–191. https://doi.org/10.1080/03009734.2020.1725935

Patel, Nayana Hitesh et al.: Insight into Different Aspects of Surrogacy Practices. *Journal of human reproductive sciences* vol. 11,3 (2018): 212–218. https://doi.org/10.4103/jhrs.JHRS_138_17

Michel **Houellebecq**: Vernichten, Dumont, Köln 2022.

Beratung.de. Das Expertenportal Recht. Leihmutterschaft Deutschland: Die Rechtslage im Überblick. https://beratung.de/recht/ratgeber/leihmutterschaft-deutschland-die-rechtslage-im-ueberblick_frsusz#6.3

Declaration of Casablanca 2023 for the Universal Abolition of Surrogacy.
https://declaration-surrogacy-casablanca.org/index.php/international-declaration-for-the-global-prohibition-of-surrogacy/

Vaterschaftstest.
https://www.vaterschaftstest-wissen.de/praenataler_vaterschaftstest_vor_der_geburt.php

Adoption nach ukrainischer Leihmutterschaft. OLG Frankfurt/M., Beschluss v. 28.2.2019 – 1 UF 71/18.
https://www.famrz.de/pressemitteilungen/adoption-nach-ukrainischer-leihmutterschaft.html

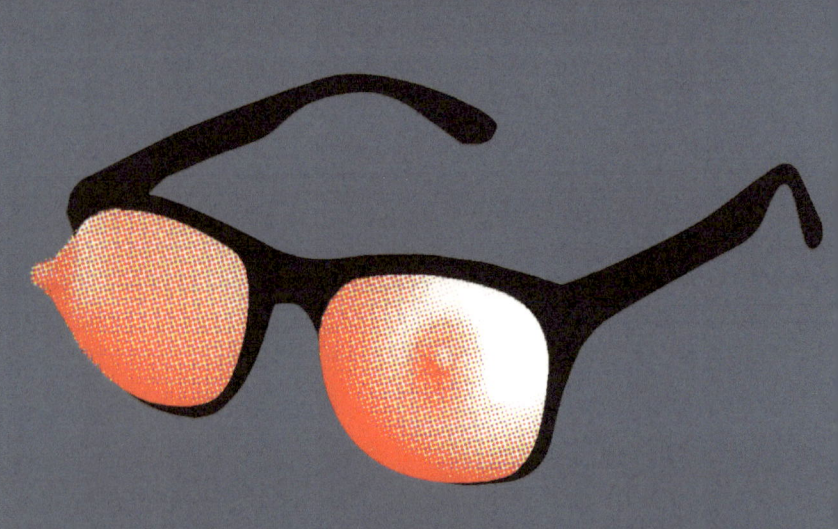

Keine Schönheitschirurgin

Nichts macht sie glücklicher als eine geglückte OP. Wie heute die Rekonstruktion der Brust einer Frau nach einer Mastektomie* bei genetisch bedingtem Brustkrebs mit vierunddreißig Jahren. Diagnose und Amputation hatten der Patientin schlagartig das Vertrauen geraubt: ins Leben – und in ihr weibliches Selbst. Nun war zumindest die feminine Silhouette wiederhergestellt. Aus Unterbauchgewebe, mit einer Lappenplastik auf die Brustwand transplantiert, hatte Claire ein busenförmiges Ersatzorgan modelliert.

Erschöpft, aber zufrieden verlässt sie nach der mehrstündigen Operation die Klinik und betritt nach wenigen Metern den Anbau des medizinischen Versorgungszentrums, in dem sich ihre chirurgische Praxis befindet, neben den Praxen einer Augenärztin, eines Orthopäden und eines Physiotherapeuten.

Sie geht auf den Tresen zu, dessen geschwungene Fläche auf drei grazilen Aluminiumfüßen schwebt. Links ein Aquarium mit exotischen Buntfischen in südseeblauem Wasser, täuschend echt simuliert durch den überdimensionalen Flachbildschirm. Daneben ein Stapel Hochglanzbroschüren mit dem Aufdruck *Schönheit ist der Sinn der Welt. Schönheit genießen, heißt die Welt verstehen.* Unter diesem Otto-Julius-Bierbaum-

Zitat steht das Leitmotiv der Praxis: *Empathie und Effizienz im Streben nach Ihrem ästhetischen Optimum.*

Sie fragt die blonde Beauty hinter dem Tresen nach dem Restprogramm für den Nachmittag. Alina trägt Kontaktlinsen, die ihren blassgrauen Augen das intensive Blau des Südseewassers im virtuellen Aquarium verleihen. Für den Nachmittag stünden noch zwei Patienten im Kalender, informiert sie die Chefin – und eine Bewerberin für die vakante Stelle der medizinischen Fachangestellten.

Claire steuert ihr Sprechzimmer an, dreht sich aber nochmals um, als sie Alina sagen hört: »Sind Sie die Bewerbung?«

In Alinas Stimme liegt ein Hauch von Schrillheit, ihr Blick ist taxierend, als schätzte sie BMI, Brustumfang und sonstige potenzielle Konkurrenzmerkmale der rothaarigen jungen Dame vor ihrem Tresen, die eine Maske und eine riesige Sonnenbrille trägt. Die hochgewachsene Figur scheint aus der Ferne mehr als konkurrenzfähig. Optisch allemal eine Bereicherung für die Praxis, denkt Claire, obwohl ihr eine ältere Mitarbeiterin lieber wäre, da sie Zickenkriege fürchtet und *eine* Modelschönheit im Team ausreichend findet.

Vor dem Spiegel im Sprechzimmer frischt Claire ihr Make-up auf, das unter der OP-Maske gelitten hat. In ihrem Job ist Aussehen Dienstpflicht, auch wenn die eigene Attraktivität an Bedeutung für sie verloren hat, seit der Ex-Gatte, dem ihr Äußeres wichtig war, die Familie verließ, um sich selbst zu finden.

Claire setzt sich an den Schreibtisch und taucht ein in die Stille des Augenblicks vor dem nächsten Patienten, in dem ihr Sprechzimmer zum Refugium wird, wo sie sich zu Hause fühlt. Lichtdurchflutet, mit bodentiefen Fenstern, von denen die Transparentrollos nur wenig Sonne filtern. Ihr Innenarchitekt hatte bei der Gestaltung des Raumes seinerzeit schmerzliche Abstriche von seinen Prinzipien puristischer Ästhetik hinnehmen müssen. So war es ihm nicht gelungen, ihr den kleinen Buddha auszureden, der mit Henne und Ei auf ihrem Schreibtisch thront, geschweige denn sie zu überzeugen, dessen Leibesfülle konterkariere das Gesamtambiente der optischen Perfektion. Das großformatige Foto vom azurblauen Maligne Lake vor grandiosem Gletscherpanorama hatte ebenfalls sein Missfallen erregt; und auch hier war sie kompromisslos geblieben. Die märchenhafte Naturschönheit des kanadischen Postkartensees mit seiner bewaldeten Insel ist ihr unverzichtbar als Fluchtort und Trost, wenn sie es wieder einmal satthat, die vermeintlichen Mängel der Natur dem Schönheitsideal ihrer Klienten gemäß zurechtzuschnitzen. Mitunter schwelgt Claire in Fantasien sinnstiftender Alternativszenarien wie etwa dem Zusammenflicken junger Soldaten in der Ukraine. Schmerzlich vermisst sie die Einsätze für *Ärzte ohne Grenzen*, die sie hatte aufgeben müssen, als sie sich nach der Trennung als alleinerziehende Mutter einer behinderten Tochter wiederfand. Immerhin bietet die Kooperation mit dem Weißen Ring weiterhin eine Bereicherung ihres optisch optimierenden Handwerks. In der Versorgung von Opfern krimineller Gewalt findet sie ärztliche Befriedigung. Und an Tagen wie heute.

Nur noch zwei Patienten, dann kann sie ihre Tochter von der Tagesmutter abholen. Wie viele Kinder mit Downsyndrom ist Mona der Sonnenschein der Gruppe; die Zutraulichkeit, mit der sie selbst auf fremde Personen zustürmt, ist unwiderstehlich, für die Mutter jedoch mitunter beängstigend.

Claire checkt Alinas Anmerkungen im Kalender zu den zwei Patienten: beide privat versichert. Franz Paul, 54, ist Marketingleiter eines Sportartikelherstellers und kommt wegen Gynäkomastie*.

Bella Blume, 25, von Beruf Diplom-Psychologin, wünscht eine Brustgrößenoptimierung und eine Korrektur der Nasenform.

Bei dem stattlichen Mittfünfziger ist die frühere Athletik noch zu ahnen. Erst auf den zweiten Blick wird das maskuline Erscheinungsbild von einem unmännlichen Busen beeinträchtigt – Nebenwirkung einer antiandrogenen* Therapie wegen Prostatakrebs. Eine medikamentöse Behandlung der Brustschwellung war erfolglos geblieben, für eine Strahlentherapie war diese schon zu ausgeprägt. Die Gynäkomastie verursache zwar weder Schmerzen noch sonstige Beschwerden, er fühle sich dadurch jedoch »optisch nicht mehr marktfähig« und psychisch stark beeinträchtigt.

Der Patient, ein forscher Manager, flirtet Claire offensiv an, macht Komplimente über die geschmackvolle Gestaltung der Praxis, die perfekt zum Erscheinungsbild der Inhaberin passe. Da Claire vermutet, durch die Behandlung seines Prostatakarzinoms sei die männliche Performance des Patienten schon genügend angekratzt, lässt sie ihm das lächelnd durchgehen. Bis er dann auch noch schmeichelt, man habe ihm Frau Doktor als beste Schönheitschirurgin der Stadt empfohlen. Schärfer als beabsichtigt antwortet sie: »Danke für die Blumen, aber ich bin *keine* Schönheitschirurgin!«

Angesichts des erschrockenen Zusammenzuckens von Herrn Paul bedauert sie ihre Schroffheit, greift in die Schreibtischschublade und überreicht ihm eine Visitenkarte mit der Aufschrift *Dr. med. Claire Petri, Ärztin für plastische, rekonstruktive und ästhetische*

Chirurgie. Lächelnd erklärt sie: »Die Bezeichnung ›Schönheitschirurg‹ ist für seriöse Ärzte so ähnlich wie die Bezeichnung ›Indianer‹ für Native Americans.«

Der Belehrte entschuldigt sich wortreich, die komplexere Berufsbezeichnung passe auch viel besser zu Frau Doktor. Nach der körperlichen Untersuchung erklärt ihm Claire die Operation: eine chirurgische Entfernung der Drüsenkörper beider Brüste unter Umschneidung und Erhalt der Brustwarzen. Herr Paul stimmt sofort zu und will ungelesen die Einverständniserklärung unterschreiben, die sie ihm jedoch unter Verweis auf die Rechtslage bei ärztlicher Aufklärung mitgibt. Sie beauftragt Alina, einen OP-Termin in der Klinik zu vereinbaren, und reicht Herrn Paul zum Abschied die Hand, die er ausgiebig drückt und ihr dabei in die Augen sieht, bevor er sich mit überschwänglichem Dank verabschiedet.

Sie atmet auf, wäscht sich die Hände und rügt sich selbst für ihre mangelnde Geduld. Immerhin leidet Herr Paul unter einer echten und ernsten Erkrankung, auch wenn sein Therapiewunsch kosmetisch motiviert ist. Wer zum Broterwerb menschliche Eitelkeit nutzt, sollte derselben empathisch begegnen. Auch bei Männern.

Claire schaltet ihr Begrüßungslächeln ein, als Alina die nächste Patientin hereinbringt. Sie stutzt und setzt hastig die Brille auf. Vor ihr steht die vermeintliche Bewerberin, das rotlockige Geschöpf, dessen Körper als üppige Variante einer Botticelli-Venus durchgehen könnte. Ohne Maske sieht man eine mäßig ausgeprägte Hakennase und links zwischen Lippe und Kinn einen Leberfleck, die das Gesicht vor der Fadheit perfekter Symmetrie bewahren. Der fließende Stoff ihres T-Shirt-Kleides schmiegt sich lose um eine volle Brust, die besonders im Kontrast zur schmalen Taille auffällt. Erste Schätzung 90-60-90.

»Sie sind nicht die Bewerbung?«, vergewissert sich Claire.

»Nein, ich komme wegen meinem Busen und der Nase«, antwortet die Patientin. »Und Sie sind wirklich die Chirurgin?«

»Wen haben Sie denn erwartet?«

»Auf Ihrer Homepage kommt Ihre Aura ganz anders rüber«, erwidert die Patientin mit einem eisbergschmelzenden Lächeln. »Da sehen Sie weniger jung aus und viel strenger. Sie lächeln so distanziert, das wirkt irgendwie kühl, aber auch echt professionell, also auf jeden Fall total souverän ...«

Claire beißt sich auf die Unterlippe und fragt: »Und sind Sie nun enttäuscht ...?«

»Ganz im Gegenteil«, versichert die Patientin. »Sie sind viel hübscher, so zierlich und überhaupt nicht androgyn, Sie haben eine echt warmherzige Ausstrahlung, das erwartet man ja nicht bei Chirurgen, aber bei Ihnen ist das total authentisch, das spürt man sofort.«

Claire ist verblüfft von dieser schmeichelhaften Beschreibung der eigenen Person, es geschieht nicht alle Tage, dass eine Diplom-Psychologin sie um Verschönerung ihres Botticelli-Looks bittet und dann noch die nicht-androgyne Ausstrahlung ihrer Wunschärztin würdigt. Sie bemüht sich um einen sachlichen Ton. »Vielen Dank, sehr freundlich, aber nun widmen wir uns Ihren Problemen.«

Mit einer lässigen Handbewegung legt Bella los: »Wie Sie wissen, sind Probleme ja immer subjektiv; als Profi habe ich das natürlich gründlich analysiert, und mir ist völlig klar, dass es sich um ein rein psychisches Ding handelt. Eigentlich weiß ich, dass mein Busen okay ist. Es geht auch nicht um Sex, im Bett haben mir die Männer immer gesagt, sie fänden meine Oberweite antörnend.«

»Das kann ich durchaus nachvollziehen«, kommentiert Claire. »Aber wieso finden Sie Ihre Brust dann trotzdem korrekturbedürftig?«

»Ja, also, ich brauche die Operation für mein Selbstwertgefühl, um mich ganzheitlich als Person zu fühlen.«

Claire atmet tief durch und hält ihr Gesicht im Pokerface-Modus. Zwar sind Silikonimplantate zur Aufpolsterung des Selbstwertgefühls ihr tägliches Brot, deren Beitrag zur Ganzheitlichkeit ist ihr hingegen nicht geläufig. »Wir sehen uns Ihre Brust jetzt einfach gemeinsam an, dann können wir konkret besprechen, wo Ihr Problem liegt und was ich Ihnen vielleicht anbieten kann.«

Die Patientin geht in die Kabine und pellt sich aus ihrem T-Shirt. Claire tritt zur Untersuchungsliege, und was sie sieht, bestätigt den ersten Eindruck einer Brust, die sämtliche Kriterien geläufiger Schönheitsideale erfüllt. Üppig, aber nicht zu voluminös, straffer Stand, prall-elastische Konsistenz, der die Schwerkraft noch nichts anhaben konnte. Das Anliegen, diese Naturvollkommenheit mit einem Skalpell zu traktieren und mit Implantaten zu ballonieren, scheint Claire blasphemisch. Zart legt sie Bella ihre Hand auf die Schulter.

»Es ist mein Job, Menschen zu helfen, die darunter leiden, dass die Natur sie nicht so geschaffen hat, wie sie sich das wünschen. Aber bei Ihnen hat die Natur bereits einen optimalen Job gemacht ...«

»Heißt das, Sie wollen mir nicht helfen?«, unterbricht Bella mit aufgerissenen Augen.

»Das heißt, dass ich es für einen Kunstfehler hielte, Ihre schöne und durchaus volle Brust mit Silikonimplantaten zu vergrößern.«

Bella starrt sie entsetzt an. »Frau Doktor, Sie haben mich überhaupt nicht verstanden, ich will doch keine Plastiktitten, ich möchte eine Mammareduktion*.«

Fassungslos schüttelt Claire den Kopf. »Sie wollen ernsthaft, dass ich Ihre Brust verkleinere? Das macht man bei Hängebrüsten oder wenn der Busen so voluminös ist, dass die Proportionen nicht stimmen oder orthopädische Probleme bereiten.«

»Habe ich doch versucht zu erklären, es geht um meine Ganzheitlichkeit.«

Claire kämpft um einen mütterlichen Tonfall. »Ich weiß nicht genau, wie Sie als Psychologin die Ganzheitlichkeit verstehen. In der Medizin bedeutet ein ganzheitlicher Ansatz, dass wir Ärzte unsere Patienten in ihrem Lebenskontext wahrnehmen und dabei deren Subjektivität und Individualität berücksichtigen.«

»Sag ich doch! Genau darum geht es«, unterbricht Bella. »Meine Individualität wird eben gerade nicht wahrgenommen, und ich fühle mich fast nie als Subjekt, weil alle immer zuerst auf meine Titten glotzen. Dagegen hilft auch keine Psychotherapie, deswegen will ich meine sekundären Geschlechtsmerkmale verkleinern lassen, damit meine primären Persönlichkeitsmerkmale wahrgenommen werden. Schon mein Dad hat immer gesagt, das einzig Bemerkenswerte an mir wäre der Busen. Und mit der Hakennase sähe ich aus wie eine Zigeunerin.«

Claire seufzt stumm. »Bitte ziehen Sie sich wieder an, dann reden wir in Ruhe ...«

An ihren Schreibtisch zurückgekehrt, starrt Claire ratlos in den kanadischen See und verflucht die Väter dieser Welt – jedenfalls deren anhaltenden Einfluss auf die Töchter. Wie gerne wäre sie selbst Psychiaterin geworden, doch Papa hatte ihr das ausgeredet, Psychologie sei was für Weicheier und solche, die es sonst als Ärzte zu nix brächten. Vaters Lebenstraum war die Chirurgie, für ihn die Königsdisziplin der Medizin, doch eine entsprechende Karriere scheiterte an zwei linken Händen. So hatte er der einzigen Tochter nicht nur sein Geld, sondern auch seinen Traum von der Chirurgie vererbt.

Claire nimmt einen Schluck Wasser und beschließt, bei Bella Blume den Grundsatz branchenüblicher Professionalität zu ignorieren, dem zufolge der Klient König und seine subjektiven Wünsche auch bei objektiv fragwürdiger Sinnhaftigkeit zu erfüllen seien. Auch wenn es nicht ihre Profession und den Einkünften abträglich ist, wird sie doch versuchen, diese schöne junge Frau vor der eigenen Verwirrtheit zu bewahren. Sollte dies misslingen, wird die volljährige Privatpatientin problemlos einen anderen Operateur finden.

Als Bella ihr am Schreibtisch gegenübersitzt, bietet Claire Kaffee an und zieht zweimal Espresso aus der chromblitzenden De'Longhi Magnifica.

Bella dankt, kommt aber sofort zum Thema zurück. »Bitte, Frau Doktor, wann können Sie mich operieren? Kann man Nase, Brust und Muttermal in einem Rutsch erledigen?«

»Wenn der Pigmentfleck Sie stört, kann ich ihn gerne unter örtlicher Betäubung entfernen«, antwortet Claire. »Aber Ihre Nase ist gar keine richtige Hakennase und meiner Meinung nach kein bisschen korrekturbedürftig. Sie gibt Ihrem Gesicht etwas Unverwechselbares, das ich sehr liebenswert finde. Und bei Ihrer Brust empfände ich jede operative Korrektur als Pfusch an der Natur.«

Bella stellt ruckartig ihre Mokkatasse ab. »Aber als Ärztin haben Sie doch einen sokratischen Eid geschworen! Und da heißt es, das Wohlergehen der Patientin ist oberstes Anliegen, und dass Sie Autonomie und die Würde der Patientin respektieren. Und wenn ich mich in meiner Würde verletzt fühle, ist mein Wohlergehen eindeutig beeinträchtigt.«

Frau Dipl.-Psych. legt sich ins Zeug, auch wenn sie den hippokratischen Eid kastriert. Aber ein bisschen Psycho kann auch Claire.

»Lassen Sie uns nochmals über Ihren Herrn Vater sprechen. Was er über Ihre Brust und auch zur Form Ihrer Nase gesagt hat, muss sehr verletzend für Sie gewesen sein.«

»Und wie!«, stimmt Bella zu und ballt die Fäuste.

»Mein Alter war ein frustrierter Spießer – Religionslehrer, aber kein bisschen Nächstenliebe! Und er war stocksauer, dass Mutter ihm nur ein Mädchen geboren hat. Deshalb hat sie ihn auch ein paar Jahre später sitzen gelassen.«

»Lebt Ihr Vater nicht mehr?«

»Der ist vor dreizehn Jahren gestorben.«

Die Falte zwischen Claires Augen furcht sich. »Ach, tatsächlich? Da waren Sie dann zwölf, und Ihre Brust bereits so entwickelt, dass Ihr Vater diese und die Nase als einzig bemerkenswerte Merkmale kommentiert hat?«

Bella schluckt, ihr Blick flackert. »Nein, sorry, ich habe mich versprochen, er ist erst vor drei Jahren gestorben.«

Schweigen breitet sich aus, beide Frauen starren in ihre Kaffeetassen. Bella hebt den Blick. »Es gab da noch ein psychisches Trauma. Alle in meiner Clique nannten mich *Miss Big Tits*. Die Jungs sagten, bei mir müsste man gar nicht ins Gesicht gucken, mich würde man anytime an meiner Brust erkennen. Das hat mein Selbstwertgefühl verletzt.«

»Warum erscheint es Ihnen schlimm, wenn etwas ungewöhnlich Schönes ein Erkennungsmerkmal ist? Andere Frauen bezahlen dafür viel Geld.«

Bella zuckt hilflos mit den Schultern, ihre Stimme überschlägt sich. »Glauben Sie mir doch einfach, dass es für mich schlimm ist, das ist eben individuell, und Sie müssen mir unbedingt helfen.«

Claire hakt nach: »Wie sind Sie denn ausgerechnet auf mich gekommen?«

»Ich habe recherchiert, ich weiß, dass Sie ein Herz für Frauen haben ...«

Nette Formulierung, aber langsam wird es anstrengend. »Wie darf ich Sie verstehen? Falls das ein Versuch sein sollte, an meine Gender-Solidarität zu appellieren, hätte ich von einer Psychologin etwas mehr Subtilität erwartet.«

Bella errötet und nippt an ihrem Kaffee. »Sie bringen mich ganz durcheinander. Ich weiß einfach, dass Sie ein guter Mensch sind, und Sie nehmen die Schweigepflicht ernst.«

»Das tut jeder seriöse Arzt. Warum ist Ihnen das wichtig, und woher beziehen Sie die Informationen über meine menschlichen Qualitäten?«

»Sie arbeiten für den Weißen Ring, das steht auf Ihrer Homepage.«

»Und daraus ziehen Sie als Psychologin den Schluss, ich würde Dinge tun, von deren Sinn ich nicht überzeugt bin? Wann, wo und bei wem haben Sie eigentlich Ihr Diplom gemacht?«

Bellas Wangenfarbe nähert sich dem Rot ihres Lippenstifts, sie stammelt: »Erwischt. Ich habe das Studium nach zwei Semestern abgebrochen.«

»Wieso haben Sie dann bitte angegeben, Sie wären Diplom-Psychologin?«

»Ich dachte, Ihre Empfangsblondine glaubt mir dann, dass ich privat versichert bin, und gibt mir schneller einen Termin. Und Sie glauben dann, als Profi würde ich mich auskennen mit so einem Vatertrauma und mit der identitären Krise. Und dass ich deswegen die OP brauche, auch wenn sie medizinisch vielleicht nicht unbedingt nötig ist.«

Claire setzt sich senkrecht und will den aufschäumenden Zorn wegatmen – doch die Mischung aus Unverfrorenheit und neurotischem Irresein der Patientin raubt ihr den Rest der Geduld. »Ach, so ist das! Ich fasse kurz zusammen: Erst erschleichen Sie sich unter Falschangabe Ihres Versicherungsstatus einen Termin in meiner Praxis. Dann erzählen Sie mir diese dilettantische Vater-Psycho-Story samt falsch gegoogelten Fremdwörtern. Damit wollen Sie mich davon überzeugen, die Operationen seien aus psychologischen Gründen indiziert, und die Kosten würden dann womöglich von der Kasse übernommen. So was nennt man Betrug. Das Gespräch ist beendet.«

Bella lässt zwei dicke Kajaltränen kullern, Claire ist kurz vor dem Schwachwerden, verhindert das aber, indem sie sich erhebt, die Heulende zur Tür geleitet und ihr alles Gute wünscht.

Alina fragt, ob sie noch gebraucht werde oder gehen könne, die Bewerbung habe abgesagt. Abwesend murmelt Claire »schönen Abend.«

Kurz nachdem die Eingangstür zugeschnappt ist, hört sie die Klingel. Alina hat wohl mal wieder den Schlüssel vergessen; ohne nachzudenken, drückt Claire den Türöffner.

Und erstarrt.

Im Foyer steht ein tätowierter Hüne mit der Gestalt eines Bodybuilders. Auf seiner Kutte liest sie die Aufschrift *Blasted Angels, Branco, Vice Pres*. Er hebt seine Pranken. »Haben Sie 'ne Sekunde, Frau Doktor?«

Sie nestelt nach ihrem Handy, ihr fällt ein, dass am frühen Abend wahrscheinlich niemand einen Hilferuf hört.

»Lassen Sie Ihr Smartphone stecken, Lady, ich tu Ihnen nix.«

Sie mustert den Rocker und wundert sich, dass sie ihm glaubt.

»Sie müssen Bella helfen, ich zahle alles, auch wenn es mehr kostet.«

Mit diesem Angebot macht er bei Claire keine Punkte. Sie strafft die Schultern und legt ihre gesamte Autorität in die Stimme. »Ich nehme an, Sie sind der Herr, dessentwegen Frau Blume ihr Studium abgebrochen hat und der jetzt mit ihrem Aussehen nicht mehr zufrieden ist?«

»Punkt eins: falsch! Bella hatte keinen Bock mehr aufs Studium! Punkt zwei: Quatsch! Ich finde an Bella alles super.«

»Tatsächlich?«

»Absolut! Als ich Bella kennengelernt habe, war sie die Old Lady, also die Bossbraut vom Präsidenten der *Rotten Devils*. Das ist ein Motorrad-Chapter, mit dem mein Club im Clinch ist. Bella und ich sind sofort aufeinander abgefahren. Aber dem Präsidenten einer anderen Gang die Old Lady auszuspannen, ist total gegen die Regeln, und da gibt es einen gnadenlosen Ehrenkodex. Mit so was hatten Sie ja schon mal zu tun.«

Claire bekommt Gänsehaut. »Wie bitte? Hatte ich?«

»Ja, vor zwei Jahren, die zusammengetretene Rockerbraut von den *Devils* mit der zermatschten Nase, die Sie wieder richtig gut hingebogen haben. Die hatte ihr Alter beim Fremdgehen erwischt. Drum hat Bella Ihnen nicht die Wahrheit gesagt – aus Angst, dass Sie dann kalte Füße kriegen.«

Mit Schaudern erinnert sich Claire an die stundenlange Nasenrekonstruktion der polytraumatisierten Rockerin, die ihr anschließend ungefragt versichert hatte, sie würde keinem verraten, wer sie operiert hätte. Auf Claires erstauntes Nachhaken hatte die Patientin zunächst nicht antworten wollen. Als Claire nicht locker ließ, unter Tränen gestanden, ihr Ex mache jeden fertig, der seiner untreuen Braut helfe.

Branco zieht an seinem linken Zeigefinger, bis er knackt. »Frau Doktor, wenn die *Devils* Bella in die Hände kriegen, dann gehts der auch so. Als Ärztin sollen Sie ja nicht bloß Leben retten, oder? Sie müssen doch auch verhindern, dass die Gesundheit geschrottet wird. Jeder erkennt Bella sofort an ihrer Hakennase und dem Leberfleck und an den Big Tits auch. Ihre Haare hat sie ja schon gefärbt, aber das reicht nicht.«

»Aha«, sagt Claire. »Und was ist mit Ihnen?«

»Bellas Ex weiß nur, dass sie fremd war, aber nicht, mit wem. Einer aus Bellas Club, der selber scharf auf sie ist, hat uns im Park beim Knutschen beobachtet und verpfiffen. Aber mich sah er nur von hinten und ziemlich dunkel wars auch. Trotzdem hat der Scheiß-Devil Bella an der Nase erkannt. Und an ihrem Leberfleck.«

»Verstehe«, antwortet Claire ausdruckslos, und Branco legt nach. »Ich kann Sie auch total verstehen, wenn Ihnen die Muffe geht. Bella und ich ziehen weit weg, aber Sie kriegen Personenschutz von meiner Gang; und wir würden auch keinem verraten, dass Sie …«

Wenn man ihr Angst einredet, wird Claire trotzig. »Das lassen Sie mal meine Sorge sein. Ich werde darüber nachdenken, zumindest über die Nase und den Pigmentfleck.«

Brancos Strahlen ist so breit, dass der tätowierte Drache auf seinem rechten Wangenknochen seinen Schwanz ringelt.

»Danke, Doc, Bella ist die Frau meines Lebens, und ich werde auch dafür sorgen, dass sie ihr Studium weitermacht.«

Claire zieht die linke Augenbraue hoch. »Das finde ich begrüßenswert, darf ich fragen, warum Sie das wollen?«

»Ich will irgendwann mal Präsident bei den *Blasted Angels* in einem neuen Chapter werden, mein alter Pres. hat gesagt, ich wär eine Führungspersönlichkeit. Und dann macht es Sinn, eine Psychologin als Old Lady zu haben, wegen der Gruppendynamik.«

Glossar

Antiandrogene unterdrücken die Wirkung des Testosterons, indem sie den Androgenrezeptor in der Tumorzelle blockieren.

Gynäkomastie: ein- oder doppelseitige Vergrößerung der Brustdrüse beim Mann, entweder durch Vermehrung des Drüsengewebes (echte Gynäkomastie) oder durch Fetteinlagerung bei Übergewicht.

Mammareduktion: operative Verkleinerung der Brust durch Entfernung von Drüsen- und Fettgewebe mit Verlagerung der Brustwarze und Hautstraffung.

Mastektomie: teilweise oder vollständige operative Entfernung der Brustdrüse.

Quellen

Zitate.eu: Zitate von Otto Julius Bierbaum.
https://www.zitate.eu/autor/
otto-julius-bierbaum-zitate/37738

Deutsche Krebsgesellschaft, Rekonstruktion der Brust.
https://www.krebsgesellschaft.de/brustrekonstruktion.html

Hoffmann, Oliver et al.: Die Mammareduktionsplastik – doch mehr als eine rein plastische Operation?
https://www.springermedizin.de/gynaekologische-
chirurgie/mammareduktionsplastik/
die-mammareduktionsplastik-doch-mehr-als-eine-rein-
plastische-op/23287242

Deutsche Krebsgesellschaft, Onko Internetportal. Prostatakrebs – Behandlung im fortgeschrittenen Stadium.
https://www.krebsgesellschaft.de/onko-internetportal/
basis-informationen-krebs/krebsarten/prostatakrebs/
therapie/behandlung-im-fortgeschrittenen-stadium.html

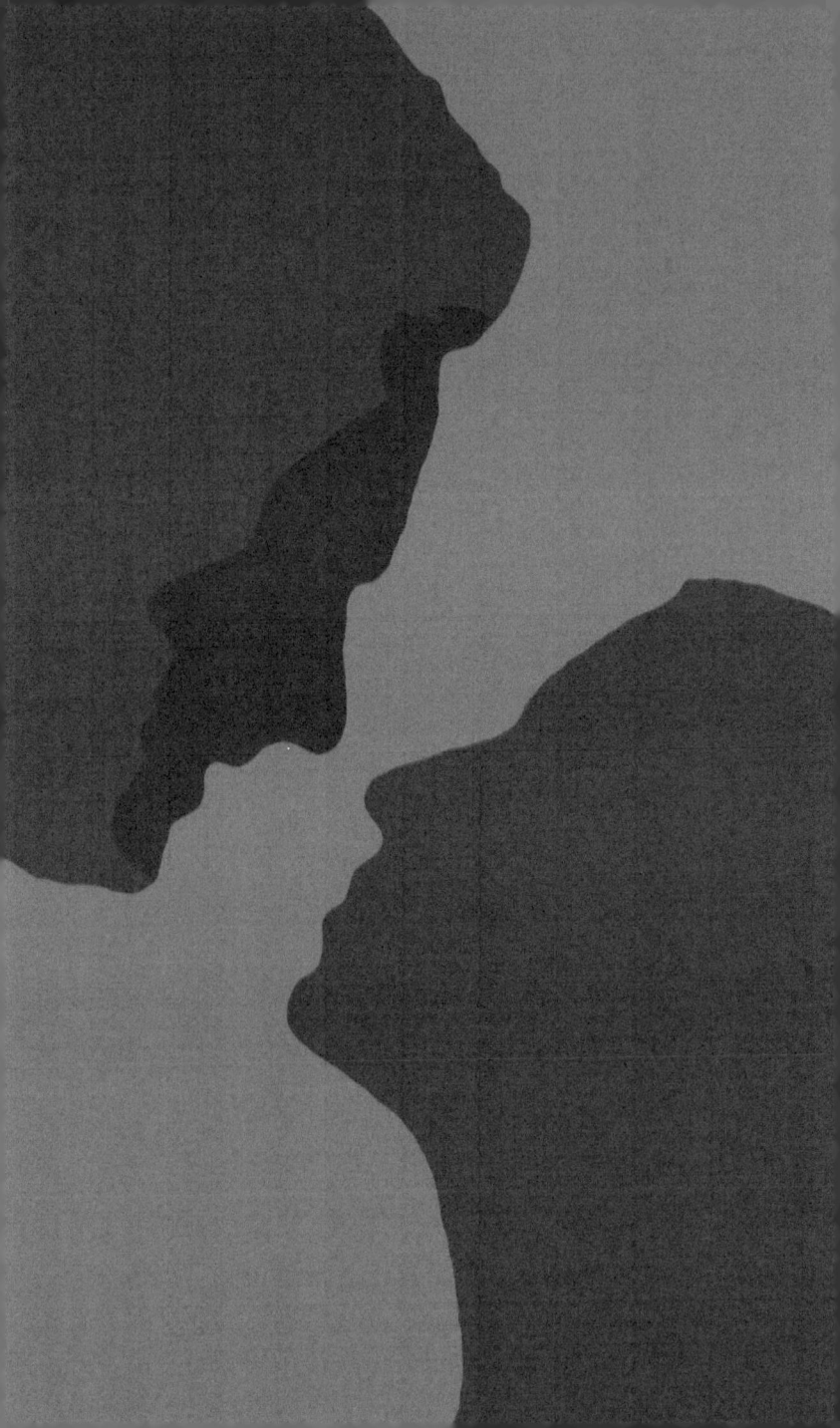

Phase III

»Wir dachten schon, die Familie lässt sich gar nicht blicken«, antwortet die Stationsschwester der Intensivstation, als ich nach meinem Mann, dem Patienten Urs Kaltenbach, frage. Sie bringt mich in ein winziges Dienstzimmer, die Stationsärztin sei derzeit noch beschäftigt, käme aber demnächst.

Das Warten macht mich fertig. Wenn wenigstens Mia hier wäre! Ganz aufgelöst war meine Tochter gewesen, als sie mich anrief, aus der Atacama-Wüste, wo sie mit einer botanischen Studienexkursion unterwegs war. Ich saß genervt in meinem Zimmer in Mosambik. Die WHO hatte mich in einem Hotel an der Strandpromenade von Maputo untergebracht, über mir tobte eine Party so laut, dass ich das atemlose Stammeln meiner Tochter kaum verstand. »Du musst sofort kommen. Papa stirbt vielleicht, und in der Klinik wollen sie ihn ausweiden. Du musst dafür sorgen, dass sie ihn nicht einfach krepieren lassen, um seine Organe zu kriegen.«

Erst allmählich setzte mein schockgefrostetes Hirn die Informationen zu einem Bild zusammen. Schwerer Motorradunfall, lebensbedrohliche Verletzungen, nicht ansprechbar. Man hatte in Urs' Brieftasche einen Organspenderausweis gefunden, der aber verknittert und abgegriffen war, Name und Unterschrift kaum lesbar. Ob Mia Angaben dazu machen könne, nur für den schlimmsten Fall ... Sie war ausgeflippt, hatte Einspruch erhoben und gedroht, die Klinik zu verklagen.

Aus zehntausend Kilometern Entfernung versuchte ich Mia zu beruhigen. Zu erklären, dass Angehörige bewusstloser Unfallopfer routinemäßig zu einer möglichen Organspende gefragt werden. Dass kein Arzt einen Patienten mit Überlebenschance sterben lässt. Dass eine Organentnahme strengen gesetzlichen Vorgaben unterliegt und nur nach eindeutiger Feststellung des Hirntodes erfolgt. Dass die Entscheidung eines Menschen anderen das Leben zu retten, wenn das eigene verloren ist, respektiert werden muss. Dass Urs und ich uns schon vor Jahrzehnten zur Organspende im Ernstfall entschieden hatten.

»Das habt ihr beschlossen, ohne mit mir zu reden«, heulte Mia in den Hörer. »Und wie ich damit klarkomme, interessiert mal wieder keinen!«

Mir riss die Geduld. »Es geht ausnahmsweise mal nicht um dich.« Grußlos legte sie auf.

Jeder ärztlichen Ratio zum Trotz quälte mich ein Bild, das unabweisbar vor dem inneren Auge aufploppte: Urs mit durchgesägtem Brustbein und mittig aufgeschnittenem Bauch, in seinem Inneren nur noch Eingeweide, die sich zur Weiterverwendung nicht eignen. Nieren, Leber, Herz und Lungen werden hastig in Transportgefäße gepackt und schnell zum Empfänger verbracht. Zurück bleibt die Hülle dessen, was gerade noch mein Mann war, zwar hirntot, aber immer noch warm. Wie konnte ich meinem Kind verdenken, dass es von »Ausweiden« sprach?

Zehn Minuten später versöhnten wir uns. Stunden danach erhielt ich von der Klinik die telefonische Auskunft, mein Mann sei erfolgreich operiert worden und stabil auf niedrigem Niveau. Ich buchte den nächsten Flug von Maputo über Lissabon nach Frankfurt. Auch Mia wollte sich sofort auf den Weg machen, musste aber zuerst rund 400 Kilometer Wüste durchqueren, um zum nächsten Flughafen Desierto de Atacama zu gelangen und dann von Santiago de Chile nach Deutschland zu fliegen.

Nach zwanzig endlosen Minuten taucht die Ärztin auf. Sie wirkt gehetzt und sieht aus wie eine Endzwanzigerin, der man zehn zusätzliche Jahre ins Gesicht geschminkt hat; ihre Maskenbildner sind wohl Schichtdienst und Überstunden. Auch sie ist latent vorwurfsvoll bei ihrer Aussage, der Patient sei dem Anschein nach trotz allem noch mal davongekommen. Ihr »trotz allem« klingt nach Mitschuld meinerseits, zumindest nach Unterstellung von Lieblosigkeit. Meine Nerven, strapaziert von Jetlag und Schock, fluten mich mit Adrenalin. »Besten Dank, Frau Kollegin, das klingt ja ganz anders als Ihre Info von vorgestern Abend. Da haben Sie meine zwanzigjährige Tochter fast zu Tode erschreckt; sie war völlig außer sich, als Sie sie wegen einer möglichen Organspende ihres verunglückten Vaters unter Druck setzen.«

Die Ärztin errötet ein bisschen, der Flush ist wie ein Weichmacher für ihre verhärmten Züge. »Tut mir sehr leid, das war ein junger Kollege, der zum Übereifer neigt. Ihr Mann war anfangs in einem sehr kritischen Zustand, und die Handynummer auf einem Foto Ihrer Tochter war der einzige Kontakthinweis, den man bei ihm fand.«

Die Zerknirschung macht sie sympathischer. Ich erkläre mein verspätetes Auftauchen, ich sei als Ärztin für die WHO in Mosambik tätig, von dort gebe es keine Direktflüge nach Deutschland.

Nun erteilt sie bereitwillig Auskunft. Trümmerfraktur des rechten Oberschenkels, Milzruptur* und Pneumothorax*. Das eigentliche Problem sei jedoch ein Décollement* gewesen. Nach dem Sturz müsse Urs tangential über den Asphalt geschlittert sein, die Hautablederung am Rücken sei äußerlich kaum sichtbar gewesen, habe aber zwischen Oberhaut und Muskulatur einen Hohlraum geschaffen, in den er viel Blut verloren hatte. Nach entsprechender chirurgischer Therapie und Kompression habe er sich stabilisiert und wenn keine unvorhergesehenen Komplikationen aufträten, befinde er sich außer Lebensgefahr. Man könne voraussichtlich sogar demnächst die Beatmung beenden. Ich danke ihr, und sie bringt mich persönlich zu ihm.

Urs' Blässe wirkt blutleer unter der gebräunten Haut. Ordnungsgemäß vermummt setze ich mich an sein Bett, klappe kurz die Maske herunter und küsse ihn auf die Stirn. Ich nehme seine Hand, vorsichtig wegen des Oxymeters*, und betrachte seinen entblößten Oberkörper, die breite, ehemals behaarte Brust, die immer Geborgenheit versprach. So nackt wirkt er nun, kahl rasiert für die Elektroden. Warum hat man ihm nicht wenigstens ein Flügelhemd angezogen?

Schlanker ist Urs geworden, wann hat er sich das Bierbäuchlein abtrainiert? Bei der Trennung vor neun Monaten war er mindestens fünf Kilo schwerer gewesen, eher zehn. Urs, ein Bär von stattlicher Statur, war ab vierzig in die Breite gealtert. Nun wirkt er zerbrechlich, wenig Mann an vielen Strippen, verloren inmitten blinkender Monitore, Infusionen und dreier Redondrainagen*, die beachtliche Mengen blutiger Flüssigkeit aus seinem Brustkorb, Bauch und dem rechten Oberschenkel in die Plastikflaschen saugen. Sein Gesicht ist hohlwangig, die Halterung des Beatmungstubus verdeckt den Mund, seine vollen Lippen, in die ich mich damals verliebte – in einem anderen Leben.

Unser erster Kuss an der Formalinleiche, der wir im Anatomiekurs in derselben Gruppe zugeteilt waren. Meine Tollpatschigkeit bei der Präparation des Plexus brachialis* in der gummösen Muskulatur. Die Rüge des schnöseligen Assistenten, der spottete, mein Umgang mit der Pinzette erinnere ihn an das Hantieren einer Hausfrau mit der Nudelzange. Worauf Urs sich in ganzer Größe von eins neunzig vor ihm aufbaute und unter dem Feixen der gesamten Gruppe dagegendröhnte: »Und Ihr Umgang mit der Kommilitonin erinnert mich an einen misogynen Macho aus dem letzten Jahrhundert.« Aus Dankbarkeit wollte ich ihn auf die Wange küssen, aber sein schelmisches Grinsen und der unwiderstehliche Mund hatten mich spontan die Richtung ändern lassen.

»Ich bin bei dir«, murmele ich hinter meiner Maske. »Alles wird gut.« Wohl eine der meistgebrauchten, gut gemeinten Lügen? Mühsam würge ich die Tränen zurück; als WHO-Consultant habe ich schon lange kein Patientenelend mehr aus der Nähe gesehen. Eine Welle panischer Zärtlichkeit schnürt mir die Kehle zu, ich will Urs an mich drücken, ihn festhalten. Als ich die Augen schließe, überfällt mich wieder ein brutal makabres Bild: Ich sehe ihn vor mir, aufgebahrt inmitten schwarzer Rosen und wachsfarbener Lilien in der Kapelle, in der wir geheiratet hatten. »Dem Anschein nach«, hat das junge Ding gesagt, war das ein Trost mit Fragezeichen? Stand das Überleben noch in Zweifel?

Ausgerechnet Motorradunfall! Als wir uns kennenlernten, fand ich es geil, dass er ein begeisterter Biker war. Später nicht mehr. Ich versuchte, ihm das Motorradfahren auszureden, doch erst nach der Geburt unserer Tochter gab er es widerstrebend auf. Um mit Ende vierzig wieder anzufangen.

Leise fauchend pumpt der Respirator* rhythmisch Luft in den Brustkorb des künstlich Komatösen, der so gar nicht aussieht wie ein Davongekommener. Selbst das leise Klicken des Infusionsautomaten klingt wie das Ticken des Zeitzünders einer Bombe. Die Tränen kommen wieder, diesmal lasse ich sie laufen. Heute ist mir egal, dass die salzige Flüssigkeit Furchen in Make-up und Puder gräbt.

Wie konnte ich ihn allein lassen, meinen Mann und besten Freund, den Vater meines Kindes? Wie blind war ich gewesen, nicht zu erkennen, welch tiefes Loch seine Abwesenheit in mein Leben reißen würde? Wie nichtig waren die Gründe sich zu trennen für uns, das tolle Team, beide beruflich ehrgeizig und erfolgreich: Urs als Forschungsgruppenleiter einer Pharmafirma, ich als Oberärztin am Institut für Mikrobiologie in der Uniklinik. Später kam das spannende Angebot, für die WHO in sogenannten Entwicklungsländern Unterstützung beim Aufbau von Infrastruktur für das Gesundheitswesen zu leisten. Urs hatte mich ermutigt, den Job anzunehmen, für den ich viel auf Reisen in alle Erdteile sein würde. In beruflichen Belangen gab es keinen besseren Gesprächspartner als meinen Mann, auch sonst keinen besseren Kumpel. Gerade in Krisenzeiten mit schwindenden Gewissheiten und bröckelnden Werten nahm die Bedeutung der geteilten Weltsicht mit einem Nahestehenden stetig zu.

Im Bekanntenkreis galten wir als Traumpaar – allerdings wusste niemand, dass sich nach 25 Jahren gemeinsamen Alltags unser eheliches Sexualleben von selten auf null reduziert hatte. Auch früher war der Beischlaf ein eher sporadisches und wenig berauschendes Ereignis gewesen. Was mir jedoch nicht sonderlich fehlte, solange ich jung genug war, um Versäumtes »irgendwann« nachzuholen, und mich mit der Hypothese tröstete, ein befriedigendes Sexlife sei nicht zwingend die Voraussetzung für ein erfülltes Liebesleben. Doch mit fortschreitendem Alter schrumpfte das Irgendwann-Zeitfenster und die sexuelle Genügsamkeit wich dem Drang, es noch einmal wissen zu wollen. Dafür bot das Netz ergiebige Foren, und das Reisen ermöglichte die eheverträgliche Diskretion. Ich ging davon aus, dass auch Urs gelegentliche außereheliche Ausflüge unternahm, schließlich teilten wir die Überzeugung, Besitzansprüche seien einer Beziehung abträglich. Schon immer war mein Mann mit seinem Basketballer-Body der Liebling aller Frauen und Schwarm seiner sämtlichen Labormiezen gewesen. Gelegenheit macht Triebe.

Visite. Schnell lasse ich Urs' Hand los und richte mich auf, froh, dass die Maske mein Gesicht verdeckt, leider nicht die Augen, die vom Heulen immer anschwellen. Die Baritonstimme des Oberarztes ist beruhigend. Er versichert, ich müsse mir keine Sorgen machen, der Zustand meines Mannes sei in Anbetracht der schweren Verletzungen hervorragend. Bereitwillig zeigt er mir die Laborwerte – bis auf ein niedriges Hämoglobin* und Erythrozyten* durch den Blutverlust weitgehend ohne Befund. Demnächst werde man prüfen, ob die Spontanatmung ausreichend sei, gegebenenfalls könne man den Patienten dann von der Beatmung nehmen.

Ich widerstehe dem Impuls, den Kollegen zu umarmen. Mit Verzögerung reagiere ich auf seine freundliche, aber unmissverständliche Bitte, nun für die Verbandskontrolle den Raum zu verlassen. Anschließend sei eine weitere CT-Untersuchung geplant. Ich könne gern am Spätnachmittag wiederkommen. Die Schwester bittet, seine Versicherungskarte mitzubringen.

Die dicke Taxifahrerin reicht mir nach dem Losfahren ein Kleenex und sagt mit kehligem Akzent: »Augen schwarz von Kummer.« Im Taschenspiegel blickt mich eine Clownsvisage wie aus einem alten Stummfilm an. Da war wohl die Wimperntusche nicht wasserfest. Mit

Augenfaltencreme und einer neuen Schicht Puder repariere ich notdürftig die Verwüstung.

Ausnahmsweise bin ich dankbar für den Stau, der mir kurz Aufschub verschafft vor dem Besuch der einst gemeinsamen Wohnung. Am liebsten würde ich umkehren, fürchte die Konfrontation mit Indizien, die mir endgültig zeigen, dass unser Zuhause nicht mehr mein Zuhause ist – und das vermeintlich Vorübergehende zwischenzeitlich endgültig wurde. Schon lange vor der Trennung war Urs auf dem Rückzug von mir, flüchtete in wachsende Abwesenheit – mit Ausreden, die eine Zumutung an meine Intelligenz waren, uns beiden jedoch die direkte Konfrontation ersparten. Trotz allem zweifelte ich nicht ernsthaft am Fortbestand unserer Ehe, hielt unsere Eskapaden für die vorübergehende Phase einer beiderseitigen Midlife-Crisis.

Das nonverbale Toleranzarrangement geriet unerwartet außer Kontrolle, als ich von einer Dienstreise vorzeitig heimkehrte und im Ehebett reichlich Spermaflecken fand. Explosionsartig brach sich Verdrängtes Bahn – die Kränkung, selbst kein Subjekt der Begierde mehr zu sein. Zorn ist leichter als Schmerz. Und mein Zorn ließ sich festmachen an dem formalen Tabubruch der sexuellen Aushäusigkeit im eigenen Ehebett. Ich flippte aus und brüllte, nun sei eine rote Linie überschritten, wenngleich eine solche nie definiert worden war.

Wie ein geprügelter Pudel und ohne jeden Versuch, sich herauszureden, bekannte Urs sich schuldig, verweigerte aber jegliche Auskunft zur fremdgevögelten Person. Was meine Wut noch mehr entfachte. Fast beleidigend kampflos akzeptierte er meine voreilige Ankündigung, ihn zu verlassen und in die kleine möblierte Dienstwohnung zu ziehen, die mir die WHO in Genf zur Verfügung stellte. Gerne hätte ich das zurückgenommen, aber der Stolz war im Weg. So einigten wir uns auf den Terminus »Auszeit«. Als ich mich wenig später, mehr trotzig als leidenschaftlich motiviert, auf eine Affäre mit Vincent, einem australischen Kollegen einließ, erzählte ich Urs brühwarm von einem *neuen Mann in meinem Leben*. Urs wünschte mir Glück, und Vincent eroberte nach drei Monaten eine Jüngere.

Die Gnadenfrist geht zu Ende, das Taxi hält vor dem Haus. Ich gebe der freundlichen Fahrerin ein sattes Trinkgeld, bitte sie noch einen Moment zu warten, und rufe die Festnetznummer an. Nach langem Läuten schaltet sich der Anrufbeantworter ein. Urs' vertraute Bassstimme bittet freundlich, eine Nachricht zu hinterlassen, und verspricht dem Anrufer einen zeitnahen Rückruf. Erleichtert und doch schweren Herzens steige ich aus.

An der Haustür drücke ich zweimal die Klingel – nichts. Auf der Treppe begegnet mir Frau Krause, die alte Dame von nebenan, die zwar freundlich grüßt, deren leerer Blick aber ohne einen Funken des Erkennens bleibt; ihr Alzheimer hat wohl die Erinnerung an die ehemalige Nachbarin gelöscht.

Noch immer quietscht die Wohnungstür beim Aufschließen, jahrelang hatte Urs angekündigt, sich darum zu kümmern. Ich hänge meinen Mantel an die Jugendstilgarderobe mit den bunten Plastikkugeln auf Grün. Fühle mich kurz, als wäre ich nie fort gewesen. Schließe die Augen, um den vertrauten Geruch nach *home sweet home* einzusaugen. Stattdessen riecht es nach verblühendem Sandelholz, irgendeinem süßlichen Rasierwasser – oder eher Parfum? Welche Tusse mochte Urs so etwas Billiges geschenkt haben? Oder sich selbst damit einnebeln?

Mein Unter-Ich treibt mich zunächst ins Schlafzimmer. Dort finde ich nur Urs' Klamotten, kein Hinweis auf eine Mitbewohnerin. Das Bett ist ordentlich gemacht, doch auch hier stört süßlicher Sandelholzduft. Außerdem meine ich, einen Hauch von Körperflüssigkeiten zu erschnüffeln, ohne der Wahrnehmung sicher zu sein.

Ich setze mich aufs Bett. Sämtliche Sicherheiten sind weg; ich habe kein Bild vom derzeitigen Leben meines Mannes. Nur zweimal haben wir uns in den letzten neun Monaten gesehen, zu Weihnachten und bei der Geburtstagsparty seiner Mutter. Ansonsten telefonierten wir regelmäßig, tauschten uns über Berufliches aus oder schimpften gemeinsam über Politik und Pandemie. Nur das Private sparten wir größtenteils aus und hielten uns höchstens in Andeutungen auf dem Laufenden. Immer war ich erleichtert, wenn sich zu bestätigen schien, dass jeder von uns zwar sein eigenes Leben führte, aber keiner ein neues Leben anstrebte, das den anderen dauerhaft ausschloss.

Dann wurden die Telefonate seltener. Auf meinem Vorschlag, sich wieder einmal zu treffen, reagierte Urs nicht explizit ablehnend, ließ sich aber auf keine konkrete Planung ein. Als ich ihn kürzlich direkt fragte, ob es *privat denn etwas Neues* gebe, gestand er: Allerdings, er habe da jemanden kennengelernt, das sei jetzt mal nicht ganz unverbindlich. Meinem sofortigen Nachbohren wich er aus wie immer, alarmierte mich aber mit dem Kommentar: »Also, wenn es eine klinische Studie wäre, würde ich sagen, man hätte Phase I erfolgreich abgeschlossen, Phase II ist am Laufen und die vorläufigen Resultate sind ermutigend.« Nach einer Pause, in der ich entsetzt schwieg, ergänzte er, das Erreichen von Phase III sei nicht auszuschließen.

Für Urs, den nüchternen Wissenschaftler und Meister der Konjunktive, war das fast eine leidenschaftliche Erklärung. Ich versicherte eilig, das freue mich für ihn, doch der Stich war ebenso schmerzhaft wie überraschend heftig. Immer war die Rückkehr in den Hafen der Ehe für mich eine überwiegend wahrscheinliche Option geblieben. Seitdem war ich im Zwiespalt nachzuhaken, um Gewissheit zu erlangen – und es eigentlich gar nicht wissen zu wollen. Die Feigheit siegte, ich fragte nie wieder nach dem Stand der Studie und hoffte auf deren Abbruch.

Nun kämpfe ich mit dem Impuls, unter die Decke zu schauen und das Laken zu inspizieren. Entscheide mich dagegen. Immerhin scheint er nicht mit Miss Sandelholz zusammenzuleben.

Oder doch? Die Wohnungstür quietscht, schnell verlasse ich das Schlafzimmer. Im Flur starre ich verblüfft auf das Pärchen. Der junge Mann lässt den Schlüsselbund fallen, das Mädchen dreht sich um, bückt sich und klaubt ihn auf. Knackiger Arsch!

Stumm starren mich die beiden Eindringlinge an und wechseln einen ratlosen Blick. Beide sind um die dreißig, sie rothaarig, groß gewachsen, Typ vollschlanke Walküre mit enzianfarbenen Augen, passend zum Blau ihrer Lederjacke. Ihr Begleiter, ebenfalls blauäugig und breitschultrig, hat einen deutlichen Schielfehler.

Ich straffe die Schultern, gehe ihnen entgegen und reiche der jungen Frau die Hand. »Mein Name ist Dr. Karoline Struck-Kaltenbach, ich bin die Ehefrau von Dr. Urs Kaltenbach. Darf ich fragen, wer Sie sind und was Sie hier tun?«

Frau Knackarsch wirkt kein bisschen schuldbewusst. »Ich bin Tamara Schulz«, antwortet sie kühl. »Ich arbeite für Ihren Mann; und das hier ist mein Bruder Kevin. Ich dachte, Sie leben im Ausland.«

»Ich *arbeite* vorübergehend im Ausland«, korrigiere ich. »Nett, Sie kennenzulernen, Frau Schulz; da Sie für meinen Mann arbeiten und unseren Wohnungsschlüssel haben, nehme ich an, Sie sind die neue Putzfrau. Pardon, Reinigungskraft?«

Tamaras Miene bleibt ungerührt, aber ein winziges Zucken ihres linken Unterlides verrät, dass meine Bosheit getroffen hat. Langsam öffnet sie den Reißverschluss ihrer Jacke und zieht sie mit einem Ruck auseinander, worauf der platt gedrückte Busen in seine üppige Form zurückschnellt. Urs, der verdammte Heuchler! Mir, der Flachbrüstigen, hatte er weisgemacht, große Titten törnten ihn ab.

Nach drei Sekunden antwortet Tamara: »Putzfrau nicht direkt. Ich bin technische Chefassistentin im Forschungslabor Ihres Mannes. Und wenn er auf Reisen ist, gieße ich seine Pflanzen.«

Wenn er nicht mit ihr auf Reisen ist? Mit welchen technischen Tricks hat sich die Labormaus wohl ihren Chef gekrallt? »Mein Mann ist aber nicht auf Reisen«, wende ich lauernd ein.

»Weiß ich«, antwortet Tamara. »Sein neues Bike hat ihn abgeworfen und ihm fast das Genick gebrochen. Tut uns allen leid. Die Firma und sein ganzes Team drücken die Daumen, dass er durchkommt.«

Die Anteilnahme wirkt aufrichtig, auch wenn sie wohl nicht mir gilt. Der junge Mann schließt sich artig seiner Schwester an und sagt: »So sorry, tut mir auch voll leid. Aber der schafft das.«

Ich frage mich, woher Kevin das weiß und aus welchem seiner blauen Augen er mich empathisch anschaut. Aber sein sichtliches Mitgefühl stimmt mich milde. »Danke, nett von Ihnen«, sage ich. »Mein Oberarztkollege auf der Intensivstation hat mir versichert, der Zustand meines Mannes sei ernst, aber stabil, er sei außer Lebensgefahr.«

»Yes«, jubeln die beiden synchron und tauschen klatschend einen High five.

»Freut mich für Ihren Ex-Mann«, sagt das Mädchen. Die Vorsilbe treibt meinen Blutdruck hoch. Was hat Urs dieser Tittentusse erzählt?

»Nicht Ex-Mann, sondern Ehemann!«, stelle ich mit schneidender Stimme richtig. »Aktuell ist mein Mann verheiratet, und zwar mit mir – und für eine Scheidung gibt es keinen Anlass.«

»Wenn Sie meinen«, antwortet Tamara. »Ist ja bestimmt nicht ganz easy für Sie – in Ihrem Alter. Sind Sie sicher, dass Ihr Mann nicht wieder heiraten will?«

Einatmen! Wie beim Yoga, tief in den Bauch, der sich anfühlt, als würde das Zwerchfell um einen Kandelaberkaktus gewickelt. War ja schnell gegangen mit Phase III. Ich baue mich in Ohrfeigendistanz vor Tamara auf.

»Machen Sie sich keine Hoffnungen, Fräulein Schulz!«, schieße ich zurück. »Beim Sex ist mein Mann nicht so wählerisch. Aber auf Dauer schätzt er nur Frauen, mit denen er auf Augenhöhe verkehren kann.«

Tamara weicht einen Schritt zurück, beißt sich auf die Unterlippe und sieht ihren Bruder an, der seine Schuhe betrachtet. Sie räuspert sich.

Und dann ist es Kevin, der antwortet. »Also, wissen Sie, Urs wollte unbedingt, dass Sie es schonend beigebogen kriegen, Sie sind ihm nämlich immer noch wichtig. Er hatte es Ihnen ja noch nicht durchgestellt – und er meinte, Sie wären eher so ein bisschen spießig …«

Spießig? Ich?? »Sorry, junger Mann, würden Sie mir freundlicherweise durchstellen, wovon Sie sprechen?«

Kevins blauer Blick flackert beidäugig. »Na ja, es ist nämlich so: Urs und ich sind uns vor einem Jahr auf der Geburtstagsparty von meiner Schwester begegnet und es hat sofort gefunkt. Wir lieben uns und wollen zusammenziehen. Und nach der Scheidung will er mich heiraten.«

Glossar

Décollement (Ablederungsverletzung): Durch tangential einwirkende äußere Gewalt wird die Haut von den tiefer liegenden Muskelfaszien getrennt, es entsteht ein Hohlraum. Bei Ablösung der Haut kann es zu Einrissen von Blutgefäßen mit größeren Einblutungen kommen.

Erythrozyten: rote Blutkörperchen.

Hämoglobin: roter Blutfarbstoff.

Milzruptur (Milzriss): Verletzung der Milz; wird meist durch stumpfes Bauchtrauma hervorgerufen, kann zu schweren inneren Blutungen führen.

Oxymeter: Gerät (meist Fingerclip) zur nicht-invasiven Bestimmung der arteriellen Sauerstoffsättigung im Blut durch Messung der Lichtabsorption der Haut. Nebenbei wird auch die Pulsfrequenz angezeigt.

Plexus brachialis: Nervengeflecht, das aus den vorderen Ästen der Rückenmarksnerven der unteren Halswirbelsäule und des ersten Wirbelkörpers der Brustwirbelsäule gebildet wird.

Pneumothorax: Durch das Eindringen von Luft in den Spalt zwischen Lunge und Brustwand (Pleuraraum) kann sich die Lunge nicht mehr ausdehnen und fällt in sich zusammen. Dadurch kann lebensbedrohliche Atemnot entstehen.

Redondrainage: Saugdrainage zur Ableitung von Wundsekreten oder Blut.

Respirator: Beatmungsgerät.

Quellen

Bundesministerium für Justiz. Gesetz über die Spende, Entnahme und Übertragung von Organen und Geweben. https://www.gesetze-im-internet.de/tpg/

Weltgesundheitsorganisation (WHO), Sonderorganisation der Vereinten Nationen für die öffentliche Gesundheit mit Sitz in Genf. Gegründet 1948, 194 Mitgliedsstaaten. https://www.bundesgesundheitsministerium.de/themen/internationale-gesundheitspolitik/global/who.html

World Health Organization. African Region. https://www.afro.who.int/

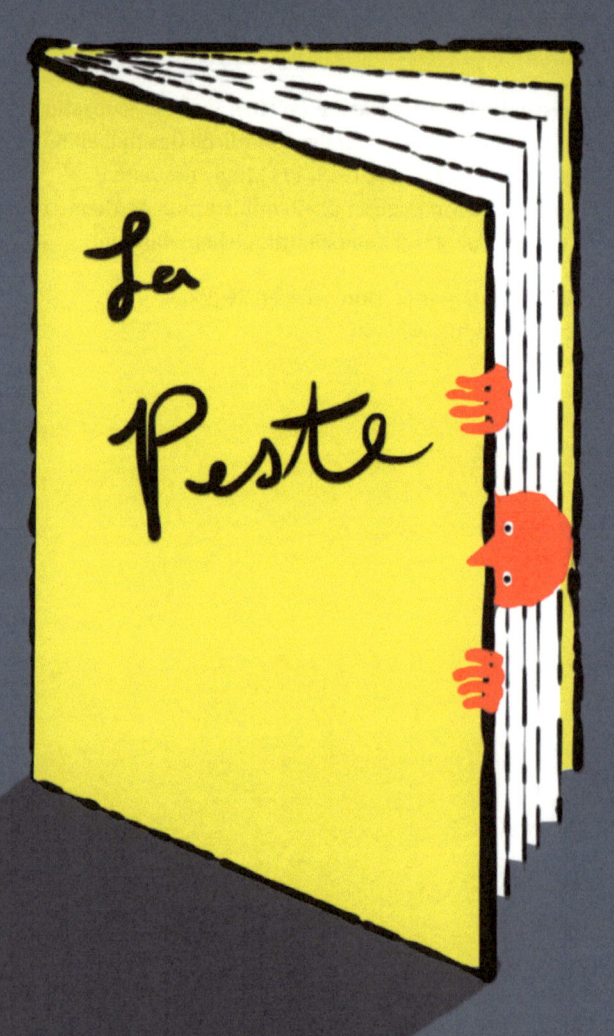

Der Stalker und die Pest

Endlich pünktlich Dienstschluss, erstmals seit Wochen. Patienten versorgt, Piepser in der Ladestation, Arztbriefe delegiert. Hoffentlich ein ruhiger Spätnachmittag allein zu Hause. Mittwoch ist der Studiotag ihres Sohnes; meist geht Mike nach dem Boxtraining mit seinen Kumpels noch in die *Sprinterstube* zum »Rehydrieren«, so nennt er das Belohnungsbier – angeblich alkoholfrei.

Schon beim Aufschließen hört sie die Musik und das Lachen der Jungs. Keine Antwort auf ihr Hallo. Mit einem stummen Fluch hängt Thea ihren Mantel auf, befreit die schmerzenden Füße von den Absatzstiefeln und geht ins Wohnzimmer. Mike lümmelt im Lesesessel, sein rechtes Bein hängt über der Lehne, das andere liegt samt dreckigem Sneaker auf dem Glastisch. Auf der Couch fläzt sein Freund Ansgar.

Mike klingt abgegessen. »Hi, Mom, was machst du denn schon hier?« Immerhin nimmt er den Fuß vom Tisch. Ansgar steht sofort auf, begrüßt sie artig und erklärt, das Studio sei wegen mehrerer Coronafälle beim Personal vorübergehend geschlossen.

Der Sprössling könnte sich ruhig eine Scheibe von den Manieren seines besten Freundes abschneiden. Als Sohn wohlhabender Wiener Bildungsbürger ist Ansgar zwar oft altklug, seine Umgangsformen sind jedoch fast altmodisch perfekt. Außerdem ist er kulturbeflissen, eine Eigenschaft, die Mike weitgehend abgeht. Die beiden wirken so verschieden, dass Thea sich manchmal fragt, warum sie befreundet sind. Leider ist Ansgars Einfluss auf Mikes Lerneifer eher miserabel. Als Waldorfschüler findet er Schulnoten pädagogisch paradox, da eine quantifizierte Beurteilung der Leistung deren Qualität nicht erfasse. Zwar muss auch Ansgar sich in der Oberstufe diesem Zahlenbewertungsterror unterwerfen, schreibt aber trotz anhaltender Faulheit Bestnoten. Die er gar nicht benötigt, denn er will Lyriker werden. Mike entfernt sich hingegen ein Jahr vor dem Abitur immer weiter von einem studienplatztauglichen Schnitt – sein Berufswunsch ist Tiermedizin, da gilt ein strenger Numerus clausus.

Auf dem Couchtisch stehen zwei Dosen Red Bull, daneben liegt ein schmaler Karton in glitzergepunkteter Zellophanfolie, durch die man die Aufschrift lesen kann: *Louis Roederer Champagne Brut Vintage 2014*. Auf ihre Frage, woher der edle Tropfen stamme, zuckt Mike die Achseln. »Keine Ahnung, stand vor der Wohnungstür, als wir heimkamen. Ist für dich.« Er deutet auf einen mit Tesafilm aufgeklebten Briefumschlag, dort steht *Frau Oberärztin Dr. Dorothea Schramm*, kein Absender. Stirnrunzelnd entnimmt sie dem unverschlossenen Umschlag eine Karte. Die Schrift ist schnörkelig, aber zu gleichmäßig für Handgeschriebenes. Die beiden Jungs sehen ihr mit penetranter Neugier beim Lesen zu.

Sehr verehrte liebe Frau Doktor, bitte nehmen Sie diesen prickelnden Trank als kleines Dankeschön, als Zeichen meiner Wertschätzung und Verehrung. Sie sind eine brillante Ärztin, ein wunderbarer Mensch und eine hinreißende Frau.

Mit einem Schnauben verscheucht Thea die aufsteigende Wärme. Als ärztlicher Mensch wird sie öfter gelobt, doch Komplimente über ihre Weiblichkeit sind seltener geworden. Sie liest weiter: *Ich hoffe, dass Sie Champagner mögen. Es grüßt Sie herzlich: ein Dankbarer, der Sie und Ihre heilenden Hände NIE vergessen wird!*

»Wer ist es denn nun, und was schreibt er?«, fragt Mike.

»Ein Patient, der sich bedankt, ohne seinen Namen zu nennen«, antwortet sie kurz. Sie findet es befremdlich, anonym beschenkt zu werden; andererseits vermeidet der Spender potenzielle Peinlichkeit angesichts des teuren Tropfens.

Als könnte er Gedanken lesen, sagt Ansgar: »Hab's gegoogelt, das Brabbelwasser kostet 98 Euro! Da haben Sie einen Verehrer mit Ambitionen.«

»Quatsch«, widerspricht Thea reflexhaft. »Ein dankbarer Patient ist noch längst kein Verehrer.«

»Glaube ich auch nicht«, sekundiert Mike. »Ambitionen bei ihrem Alter …?«

Thea schämt sich für die sekundenlange Anwandlung unmütterlicher Mordlust und ignoriert die Bemerkung ihres Sohnes. Nicht so Ansgar. »Du Nixraffer! Deine Mom sieht doch aus wie eine fesche große Schwester. Die Prolls, mit denen du zur Schule gehst, nennen solche Mütter MILFs.«

Nun schämt sich Thea für ihren sekundenlangen Impuls, den impertinenten Knaben zu küssen. »Schluss jetzt, meine Herren, das reicht!«, verkündet sie streng. »Und F-Wörter sind in diesem Hause tabu! Ich schlage vor, ihr verschwindet in Mikes Zimmer, falls es euch gelingt, dort die Müllhalden zu übersteigen.«

Die Jungs ziehen grinsend ab, in der Tür dreht sich Mike noch mal um. »Übrigens, Papa kommt zum Abendessen, okay?«, murmelt er und sieht seine Mutter nicht an.

»Wieso das denn?«, zischt Thea.

»Ich habe am Wochenende keine Zeit, außerdem hat er, glaube ich, Zoff mit seinem Barbieblondie.«

Thea macht ein Pokerface. Schadenfreude zeigt man nicht. In den letzten Wochen hat sie beim künftigen Ex nicht mehr jene Aura zweitfrühlingshafter Happiness wahrgenommen, die in Phase eins seiner Affäre mit der blonden Barbara so penetrant war.

Sie verkneift sich das Grinsen und runzelt die Stirn: »Und was habt ihr euch vorgestellt? Kochen soll ich wahrscheinlich auch noch?«

»Nee, ich hab Dad gesagt, er soll vom Öko-Fred die geilen Bio-Burger mit Süßkartoffel-Pommes mitbringen und Salat dazu, damit du auch was Gesundes kriegst.«

Paul sieht abgekämpft aus, die Mundfalte ist schärfer eingekerbt. Das neue Leben fordert seinen Tribut, stellt Thea fest, und zärtliche Empathie mischt sich mit hämischer Genugtuung, die sie genießt – wenngleich ihr Gewissen mit Fegefeuer droht. Seine Umarmung ist weniger flüchtig, und statt Luftküsschen drückt er die warmen Lippen eine volle Sekunde lang auf ihre Wange. Was sich unerwünscht nostalgisch anfühlt.

Thea liebt die Burger aus Beef vom Biobauern, zu den Pommes gibt es statt Mayo eine köstlich knoblauchige Guacamole. Dazu serviert Paul einen samtigen Montepulciano. Einvernehmlich genießen Eltern und Sohn ihr gehobenes Junkfood mit exzellentem Rotwein. Kein Streit, keine Spitzzüngigkeiten, nur freundlicher Small Talk.

»Fühlt sich fast wieder an wie Familie«, kommentiert Mike. Paul nickt und sieht seiner Frau in die Augen. »Sind wir ja auch immer noch.« Thea bläht die Nasenflügel, bleibt aber stumm. Der Junior kann es mal wieder nicht lassen. »Übrigens, Mom hat einen Verehrer mit

Ambitionen, der schreibt ihr Liebesbriefe und schenkt ihr Schampus für 100 Euro.«

Paul verzieht keine Miene, aber sein linkes Unterlid zuckt und seine Stimme klingt rostig. »Tatsächlich? Sei ihr gegönnt. Wer ist denn der Glückliche?«

»Ein Patient. Wieso interessiert dich das?«, fragt Thea mit zuckersüßem Lächeln.

Mike geht dazwischen. »Weiß man nicht, wer das ist. Noch nicht. Mr. X bleibt anonym, er hat nur geschrieben, er wäre *ein Dankbarer,* der sie als Frau hinreißend findet und ihre *heilenden Hände NIE vergessen wird.*«

Der Mistkerl hat die Karte gelesen. Ausnahmsweise ist ihm Thea nicht böse wegen dieser Indiskretion, dennoch wird sie ihm später eine Rüge erteilen.

Zu ihrer Überraschung klingt Paul erleichtert. »Ach so, nur ein Patient.«

»Was heißt hier ›nur‹?«, gibt Mike zurück. »Ein Dankbarer kann außerdem genauso gut ein Kollege sein, der ihre heilenden Hände im Dienst erlebt. Im Übrigen sind Patienten auch Männer, und offensichtlich hat Mom ihn ja geheilt.«

Paul sieht Thea anklagend an, als sei sie mit dem Unbekannten bereits im Heu gewesen. »Lass bloß die Finger davon! Ein Kerl, der anonym teure Geschenke macht, muss es nötig haben. Womöglich ein Stalker oder ein Psychopath.«

Anfangs hatte Thea die mitunter pathologische Eifersucht ihres Mannes als Zeichen seiner Liebe gewertet. Ihr Soon-Ex hatte als Softwareentwickler wenig Verständnis für ungeplante Überstunden wegen medizinischer Notfälle, ihre vielen Sonderschichten bei Corona empfand er als Zumutung. Mehrfach hatte er ihr Affären unterstellt, sogar als er selbst bereits Blondie fremdvögelte. Dabei hätten Job und Familie ihr gar keine Zeit für außereheliche Aktivitäten gelassen. Männer sind wie Kinder, denkt sie; nimmt man ihnen ihr Spielzeug weg, so wird plötzlich zum heiß begehrten Objekt, was vorher achtlos in der Ecke lag. Heute macht es ihr Spaß, dass Paul andere Interessenten noch immer reflexhaft als Rivalen bekämpft, wobei es sie allerdings ärgert, dass er ihr nur psychisch Gestörte als Verehrer zuzutrauen scheint. »Besten Dank für deine hilfreiche Belehrung!«, ätzt sie. »Aber im Gegensatz zum Rest der Familie bin ich schon erwachsen.«

Pauls rechte Schläfenader beginnt zu schwellen. »Beratungsresistenz ist kein Zeichen von Erwachsensein, sondern entweder ein Symptom von Unreife – oder von Altersstarrsinn.«

Auf das A-Wort reagiert Thea allergisch. »Nur gut, dass du dich vor meinem Altersstarrsinn gerade noch rechtzeitig zu einer postpubertären Gespielin retten konntest.«

»So viel zum Thema familiäre Harmonie«, kommentiert Mike kauend. »Ihr seid wie die Russen. Für die ist Frieden auch ein Fremdwort.«

Aus ihrem Postfach fischt sie Werbung, zwei Kongress-Ankündigungen und einen wattierten Umschlag, Absender *Springer Medizin Verlag*. Beim Öffnen einen weiteren Umschlag mit der Aufschrift *OÄ Dr. Dorothea Schramm persönlich*. Sie entnimmt ein in Seidenpapier gewickeltes Buch und erschnüffelt einen Hauch von staubigem Geruch, den sie von den ältesten Büchern in manchen Antiquariaten kennt.

Auf dem verblasst ockerfarbenen Bucheinband steht in einem doppelt linierten roten Rahmen:

ALBERT CAMUS

LA PESTE

GALLIMARD 1957

Andächtig klappt sie das Buch auf, die Seiten sind vergilbt, fast brüchig. In der Mitte liegt ein Briefumschlag, den sie mit einer Vorahnung öffnet. Auf einem Bogen altmodischen Büttenpapiers liest sie:

Liebe Frau Doktor Dorothea,

bitte nehmen Sie dieses Büchlein als weiteres Zeichen meiner tiefen Verehrung. Es ist das passendste Geschenk, das mir für Sie als vorbildliche Ärztin eingefallen ist. Der

Protagonist, Dr. Rieux, hat sich in Camus' Pestepidemie so bedingungslos für seine Patienten eingesetzt, wie Sie bei Corona, und zwar schon zu einer Zeit, in der Sie und alle Infizierten noch um das eigene Leben fürchten mussten – lange bevor es die Impfung gab. In jenen dunklen Zeiten waren Sie ein leuchtendes Beispiel für Camus' Satz: »… was man in Plagen lernt …, dass es an den Menschen mehr zu bewundern als zu verachten gibt.« Ihre Eltern waren treffsicher, als sie Sie auf den Namen Dorothea tauften.

Ich glaube, die heutige Zeit von Klimawandel, Krieg und Katastrophen stürzt alle denkenden Menschen in eine kollektive Sinnkrise, ein überwältigendes Gefühl absurder Unzulänglichkeit, auf die vielfachen Probleme im Weltgeschehen adäquat zu reagieren. Doch schon immer war die eigentliche Herausforderung unseres Lebens, diese Absurdität des Seins nicht nur zu erkennen, sondern sie anzunehmen. Über den fehlenden Sinn des Lebens nicht zu verzweifeln, sondern ihm Inhalt zu verleihen. Albert Camus hat das im Mythos von Sisyphos so formuliert: »Das Absurde kann besänftigt werden, wenn die Menschen gemeinsam gegen es kämpfen.« Durch Menschen wie Sie, die sich nicht abschrecken lassen von der Dummheit, der Gleichgültigkeit, der Lieblosigkeit unserer Spezies.

Bitte betrachten Sie es nicht als unhöflich oder feige, dass ich Ihnen anonym schreibe. Ich werde mich zu erken-

nen geben, wenn die Zeit dafür reif ist. Zuvor erlauben Sie mir, einige Gedanken und Fantasien mit Ihnen zu teilen, ohne dass Sie durch die Kenntnis meines Alters, Gesundheitszustandes oder der äußeren Erscheinung beeinflusst sind. Ich verspreche feierlich, Ihnen NIEMALS näherzutreten, als Sie dies wünschen, aber ich bitte Sie, zuzulassen, dass vor Ihrem inneren Auge langsam ein Bild entsteht, wie bei einem impressionistischen Gemälde. Erst nur schemenhaft, in zarten Pastelltönen, deren Übergänge ineinanderfließen und die Gestalt des Abgebildeten nur ahnen lassen. Dann werden sich Konturen in wechselnden Farbschattierungen entfalten wie bei Claude Monets Wasserlilien. Wie gerne würde ich Ihnen die Wandbilder im Pariser Musée de l'Orangerie zeigen!

Bis bald, Ihr unbekannter Verehrer

Französische Originalausgabe – welche Kostbarkeit! Als Thea während der eigenen COVID-Bettruhe das Buch nochmals las, beeindruckte sie die unverminderte Gültigkeit, mit der Camus' Analyse menschlichen Verhaltens bei der Pest zwanglos auf Corona übertragbar war. Auch fand sie es tröstlich, dass seine gnadenlose Beschreibung niemals lieblos wurde und inmitten der Verzweiflung Raum für Hoffnung ließ.

Paul hatte ihr Faible für Camus immer abgetan und ihn als »depressiven Misanthropen« bezeichnet. Den Existenzialismus nannte er einen »Hirnfurz dekadenter

Intellektueller«, selbst wohlhabend genug, um ihre Tage in Cafés zu verbringen, wo sie über das Elend der Arbeiterklasse und über die Freiheit debattierten. Wobei für diese bourgeoisen Pseudosozialisten die Freiheit unter anderem darin bestanden habe, möglichst viele Sexpartner parallel zu vögeln.

Zielsicher hat der Absender sie mit seinem Geschenk begeistert und ihr doch herzlos verweigert, sich ein Bild von seiner Person zu machen. Sie schließt die Augen und sieht die *Waterlilies* im Musée de l'Orangerie vor sich. Im ovalen Saal hatte sie sich davon verzaubern lassen. Die Blüten und die von Tiefseeblau bis Flammendgelb changierenden Farben von Wasser, Himmel und Wolken erzeugten einen meditativen Sog. Für einen Moment der absoluten inneren Stille konnte sie aus der Welt heraustreten und doch mit dem Universum verbunden sein. Gerne hätte sie dies Erlebnis geteilt, doch ihr Mann befand, der Impressionismus sei »Mädchenkitsch«.

Und nun so ein Thea-Versteher. Lange hat sie das Prickeln vermisst – als striche ein Libellenflügel zart über die Unterseite ihres Zwerchfells. Faszination wider Willen, die den Impuls lähmt, das PDF zu löschen. Stattdessen drückt sie auf Print. Sie steckt den Ausdruck samt *Pest* in den Rucksack, bevor sie sich für die Visite umzieht.

Dr. Mücke, der Stationsarzt von B 17, ist ein Spätberufener, der in seinem Job als betriebswirtschaftlicher Prozessoptimierer eine Sinnkrise erlitten und die Medizin für sich entdeckt hatte. Als neununddreißigjähriger Anfänger übt er seinen Beruf mit mehr Leidenschaft aus als die meisten seiner jüngeren Kollegen. Seiner Oberärztin begegnet er mit leise ironischer Hochachtung, mit der er fachlich die Hierarchie respektiert, aber zwischenmenschliche Augenhöhe signalisiert. Gelegentlich blitzen Flirtelemente durch. Was sie durchaus spannend fände, wäre er mit seiner untersetzten Gestalt und dem Fusselbart nicht ihr physischer Antityp.

Auf ihre Frage, was es Neues auf Station gebe, schaut Mücke sie zwei Sekunden forschend an. »Das CT* zum Ausschluss einer Pneumonie* bei Frau Kopp ist erfreulicherweise ohne Befund«, antwortet er. »Aber sonst gibt es leider nix Positives. Ich hoffe, die Visite verhagelt Ihnen nicht Ihre strahlende Laune.«

Sie denkt an Mikes Worte: »Ein Dankbarer kann ... genauso gut ein Kollege sein, der ihre heilenden Hände im Dienst erlebt.« Zwar erinnert sie sich nicht an konkrete Inhalte, aber Mücke hat mit ihr schon gelegentlich über Literatur diskutiert. Sie schiebt den Gedanken von sich, bevor er den Libellenflügel knickt.

Der Unbekannte ist ein Fall für Maria als Profilerin. Die Klinikpsychologin, durch ihren Beistand in Theas ehelichem Desaster zur Freundin geworden, hat sie mehrfach ermutigt, sich dem »Männermarkt nun wieder zu öffnen«.

In ihrem Dienstzimmer empfängt Maria sie mit grünem Matchatee und Petits Fours von der besten Konditorei der Stadt. Sie hört Thea aufmerksam zu und stellt nach sorgfältiger Lektüre von Brief und Karte gezielt Fragen. Zu Corona, zu Camus, zu den Wasserlilien, zum aktuellen Status der noch-ehelichen Beziehung.

Dann erstellt sie das erste Täter-Psychogramm. »Klingt kennenlernenswert, wenn er nicht zu alt ist. Am wahrscheinlichsten ist dein Verehrer ein Coronapatient, den du in der Zeit vor der Impfung behandelt hast. Bekanntlich betreffen schwere Coronaerkrankungen meist über Fünfzigjährige, obwohl es beim ersten Wildtyp und bis zu den Deltavarianten auch Jüngere mit kompliziertem Verlauf gab. Da er krankenhauspflichtig war, muss es ihn heftig erwischt haben. Falls du ihm das Leben gerettet hast – oder wenn er selbst das glaubt – kann das eine Übertragungsreaktion auslösen, wie bei Psychopatienten, die sich regelhaft in ihren Therapeuten oder Analytiker verlieben.«

Schon wieder traut man ihr nur einen Psycho zu! Thea schaut säuerlich in ihren Matcha, was Maria sofort wahrnimmt und hastig nachsetzt: »Nichts als eine theoretische Überlegung! Natürlich liegt es nahe, dass Kerle sich in eine attraktive und empathische Frau wie dich verknallen; wenn ich auf Frauen stünde, täte ich das auch.«

Sie prosten sich mit den Porzellanteetässchen zu. Maria fährt fort: »Aber noch mal systematisch. Auch die Wortwahl deines Verehrers und seine Kenntnis existenzialistischer Literatur sprechen für ein älteres Semester. Champagner und französische Originalausgabe sind teuer, also ist er als Wohlhabender am ehesten privat versichert. Das engt den Kreis der Verdächtigen ein, ich würde mit der Suche bei den Privatpatientendaten bis Anfang 2022 beginnen, also vor Omikron.«

Thea pflückt ein glasiertes Kaffeeböhnchen von ihrem Petit Four und berichtet von Mikes Idee, es könne sich auch um einen Verehrer aus dem Kollegenkreis handeln.

Maria wiegt den Kopf. »Nicht auszuschließen, aber unwahrscheinlich«, antwortet sie. »Doch wenn es so wäre: Hände weg! Wer täglich mit dir arbeitet und es nötig hat, solche Umwege zu beschreiten, ist bestimmt beziehungsgestört.«

Sie greift über den Tisch, nimmt die Kaffeebohne von Theas Teller und zerbeißt sie krachend, ehe sie weiterspricht: »Der Kontext zu Corona macht das Camus-Geschenk plausibel, auch ohne konkrete Kenntnis deiner Vorliebe für diesen Autor. Monet zu mögen, ist auch zu verbreitet, um spezifisch zu sein. So gesehen hat der Typ vielleicht nur einen zufälligen Doppeltreffer gelandet und dir damit eine gemeinsame Wellenlänge vermittelt. Solche Übereinstimmungen in der Lebensphilosophie und im künstlerischen Geschmack machen ihn natürlich attraktiv.«

»Findest du auch?«, fragt Thea hoffnungsvoll.

Maria dämpft: »Klar, aber es gibt noch eine banalere Erklärung für die Zielsicherheit des scheinbar Unbekannten, nämlich die, dass derjenige deine Neigungen nur zu genau kennt: dein Göttergatte. Der vielleicht versucht, sich in dein Herz zurückzuschleimen, indem er Seelenverwandtschaft simuliert.«

»Never ever!«, widerspricht Thea »Paul wüsste, dass ich ihm das nicht abkaufe. Er hat Camus und den Impressionismus verachtet. Und niemals könnte er so poetisch schreiben.«

»Dafür gibt es inzwischen ChatGPT.«

Thea schüttelt den Kopf. »Außerdem hat Paul ein neues Leben.«

»Don't you ever say never«, kontert Maria grinsend. »Vielleicht ist seine junge Neue inzwischen nur noch jung und nicht mehr neu – und er fühlt sich plötzlich so alt, wie er ist.«

Seit einer Woche hat sich Mr. X nicht gemeldet. Besser so. Im Büro fährt Thea den PC hoch und findet im Postfach diverse Anfragen des Medizinischen Dienstes. Dann noch eine Mail, Absender *Dr. med. Uli Mertens*, mit dem Betreff: *Bewerbung Assistenzarztstelle.*

Sehr geehrte Frau Oberärztin Dr. Schramm,
hiermit bewerbe ich mich um die von Ihrer Klinik ausgeschriebene Assistenzarztstelle in der Inneren Medizin. Im Anhang finden Sie die entsprechenden Unterlagen (Lebenslauf, Approbation und Zeugnisse).
Auf Anraten unseres gemeinsamen Hausarztes Dr. Hauser sende ich meine Bewerbung nicht nur an die Personalabteilung, sondern auch direkt an Sie. Kollege Hauser schätzt Sie sowohl menschlich als auch fachlich sehr und ist überzeugt, ich könne keine bessere Ausbildungsstelle finden als in Ihrer Klinik. Mir fehlen noch zwei Jahre zum Facharzt.
Über eine positive Rückmeldung würde ich mich freuen.
Mit den besten Grüßen
Dr. med. Uli Mertens

Nett von Hauser. Erst neulich hat ihm Thea telefonisch ihr Leid geklagt. Assistenzarztstellen sind kaum mehr zu besetzen, da jüngere Menschen die dauernden Überstunden samt vieler Nacht- und Wochenenddienste als gänzlich unvereinbar mit einer angemessenen Work-Life-Balance empfinden.

Sie klickt sich in den Anhang mit dem Titel »Bewerbungsunterlagen«. Ihre Augen werden rund. Seite 1: ein E-Ticket fürs Theater, Samuel Beckett, *Glückliche Tage*, erste Reihe Mitte.

Seite 2:

Sehr verehrte liebe Frau Doktor,
verzeihen Sie mir den kleinen Trick, ich nehme an, Sie haben die Dienstanweisung, Mails von Unbekannten nur eingeschränkt und deren PDFs keinesfalls zu öffnen. Bitte frustrieren Sie sich nicht mit dem Versuch, den Absender zurückzuverfolgen.

Ich bin sicher, als Mensch mit einem Faible für das Absurde werden Sie Beckett und das Stück lieben. Ich fände es sehr schade, wenn Sie sich diese unglaubliche Aufführung in Starbesetzung entgehen ließen.

Selbstverständlich werde ich anwesend sein, Sie aber nicht ansprechen. Allerdings wäre ich überaus glücklich, wenn Sie mich erkennen und auf mich zukommen würden. Betrachten Sie es als Spiel, in dem der Aufschlag bei Ihnen liegt.

In der Hoffnung auf ein erstes Date der besonderen Art verbleibe ich mit herzlichen Grüßen
Ihr Uli?

Unwiderstehlich! Die Karten sind seit Monaten ausverkauft. Wenn sie den Typen erkennt und ihn unattraktiv findet, wird sie einfach durch ihn hindurchsehen. Aber vorher eine kleine Erpressung versuchen.

Lieber Unbekannter,

prinzipiell verkehre ich weder schriftlich noch mündlich mit Menschen, die mich anonym kontaktieren. Dennoch möchte ich Ihnen für den Champagner, das Ticket und vor allem für die sensationelle Camus-Originalausgabe von *La Peste* danken. Sie haben mir damit eine große Freude gemacht, wenngleich es mir Unbehagen bereitet, ein so kostbares Geschenk von einem Unbekannten anzunehmen.

Natürlich schmeichelt mir Ihr Vergleich meiner Wenigkeit mit Dr. Rieux. Wahrscheinlich sind Sie allerdings in Ihrem Urteil zu meinen Gunsten befangen. Ihre Geschenkwahl legt die Vermutung nahe, dass ich Sie als Coronapatient in unserer Klinik behandelt habe; ich hoffe, es geht Ihnen gut.

Ich gestehe, dass mir auch Ihre Interpretationen des Romans und die Schlussfolgerungen aus der Seele sprechen. Die kollektive Sinnkrise, die Sie beschreiben, spüre ich täglich und finde den Kampf, die Absurdität des Seins anzunehmen, mitunter ermüdend. Es ist schön, einen Menschen zu treffen, der mein Ziel teilt, statt frustraner Sinnsuche dem Leben bestmöglich Inhalt zu verleihen.

Dennoch werde ich mich auf Ihr Spiel mit einseitig verdeckten Karten NICHT einlassen. Prinzipiell gilt für

Ärzte die ungeschriebene Regel, keine privaten Beziehungen mit Patienten einzugehen. Davon abgesehen kann ich persönlich erst entscheiden, ob und inwieweit ein Kennenlernen für mich in Betracht kommt, wenn ich weiß, mit wem ich es zu tun habe.

Ich muss zugeben, Sie führen mich mit der Karte für die *Glücklichen Tage* ernsthaft in Versuchung. Aus Ihrer Annahme, dass ich Camus schätze, haben Sie richtig gefolgert, auch Samuel Beckett zähle zu meinen Favoriten.

Falls Sie mir verraten, wer Sie sind, so könnte ich dieser Einladung nicht widerstehen. Andernfalls behalte ich mir die Entscheidung vor.

Mit besten Grüßen

Dr. Dorothea Schramm

»Haben Sie schlecht geschlafen?«, fragt Mücke, als Thea ihm am Morgen nach dem Theater auf dem Flur begegnet und seinen gut gelaunten Morgengruß nur mürrisch erwidert. Sie murmelt »alles gut« und zieht schnell die Tür hinter sich zu. Die miese Laune soll man ihr nicht anmerken. Und nichts macht miesere Laune als enttäuschte Erwartung, gemischt mit dem nagenden Gefühl, sich lächerlich gemacht zu haben. Ob der Unbekannte bemerkt hat, dass ihr Kleid eigentlich zu eng geworden und das Grau am Haaransatz zu lange nicht nachgefärbt war?

In ihrem Dienstzimmer fährt Thea den Computer hoch.

Findet *Dr. med. Uli Mertens*. Betreff: *Barchborsten*. Sie spürt die Pulsbeschleunigung. Findet sich albern. Zögert, aber nicht wirklich. Liest:

Liebste Dr. Dorothea,

Danke, dass Sie diese Mail geöffnet haben, obwohl Sie mich erkannt haben. Heute. Gestern nicht! Dabei war ich Ihnen so nahe. Unter kardiologischer Perspektive sahen Sie verboten aus — Herzstolpern garantiert! Das Smaragdgrün Ihres Kleides harmonierte perfekt mit der Absinthfarbe Ihrer Augen, deren Blick so hypnotisch berauschend ist wie das grüne Gebräu. Endlich trugen Sie die Haare offen, was einen Betrachter aus der Ferne glauben lassen konnte, er werde von einem jungen Mädchen verzaubert. Umso beglückender dann aus der Nähe die seidenfadenfeinen Linien um Ihre Augen, die so viel vom Leben gesehen und verstanden haben und die Sehnsucht wecken, diese Erkenntnisse teilen zu dürfen.

Ich sah, wie Sie zwischen einer ordinär wirkenden jungen Frau und einer verschrumpelten alten Dame saßen, die immer wieder einnickte. Sie hingegen waren ganz gefangen in Becketts düsterer Apokalypse, wo Winnie, anfangs bis zur Taille, dann bis zum Hals in einem Erdhaufen feststeckend, in absurden Monologen über die

Unausweichlichkeit des baldigen Untergangs hinwegplapperte, während ihr maulfauler Gatte auf allen vieren umherkroch. Und inmitten dieses ausweglosen Elends das Mantra: Es wird wieder ein glücklicher Tag gewesen sein! Trotz allem!

Wie versprochen habe ich unser Date still genossen, ohne Sie anzusprechen. Ich habe Sie betrachtet, Ihren Duft eingesogen (*Paris* von Yves Saint Laurent?) und mich an Ihrem Lachen erfreut, als Winnie die Zahnbürste aus echten Barchborsten beschrieb!

Mit gänsehäutigem Schmunzeln habe ich beobachtet, wie Ihr Blick unauffällig das Auditorium scannte, Sie suchten mich! Schade, dass Sie mich nicht erkannt haben, ich muss allerdings zugeben, dass meine Erscheinung nicht ganz dem Äußeren Ihres früheren Patienten entsprach. Doch ich spüre, dass Ihr Bild von mir sich langsam formiert. Unser erster gemeinsamer Abend wird uns beiden in Erinnerung bleiben, denn wir waren durch Becketts absurde Heiterkeit innig miteinander verbunden — auch ohne physischen Kontakt.

Danke, bis bald, Ihr Uli*
*Unknown lover in spe?

Paul klingt kläglich, als er am Telefon fragt, ob Thea ihm eine Nacht Asyl gewähren könne, alle Hotels seien messehalber ausgebucht und die häusliche Situation aktuell ein wenig kompliziert. Nur falls er nicht störe. Natürlich ist sie großzügig.

Als sie aus der Klinik kommt, ist er schon da. Sie hört die Stimmen ihrer Männer, es riecht verlockend nach Trattoria. Vater und Sohn stehen einträchtig Bier trinkend am Herd, Paul rührt, Mike kippt gehackte Kräuter in den Topf. Spaghetti all'arrabbiata ist eine der wenigen Kochkompetenzen ihres Mannes. Die Küche gleicht einem Tatort nach Messerstecherei.

Sie wird ungewohnt herzlich begrüßt und bei Pauls Umarmung in eine Bierwolke gehüllt. Neben der Spüle stehen bereits drei leere Pilsflaschen. Mikes ausladende Bewegungen zeigen den anflutenden Alkohol. Er hat seinerzeit überraschend heftig unter der elterlichen Trennung gelitten und den Verrat des Vaters unverzeihlich gefunden. Aus mütterlicher Perspektive ist die Wiederannäherung der beiden erfreulich. Was nicht den kleinen Stich verhindert, den ihr die offensichtliche Harmonie ihres Sprösslings mit dem abtrünnigen Gatten versetzt.

»Mom, du musst Dad trösten«, sagt Mike mit leichtem Lallen. »Sein Barbieblondie geht fremd.«

»Tratschpetze«, schimpft Paul seinen Sohn, sichtlich verlegen. Es stehe gar nicht fest, dass Barbara ihn wirklich betrüge. Sie habe nicht mehr mit ihm gesprochen nach dem Krach auf der Party, wo sie mit dem Sohn der Gastgeberin flirtete, noch dazu vor allen Leuten!

»Herzliches Beileid«, kommentiert Thea lakonisch. »Was war schlimmer – das Flirten oder die Leute?«

Mit der ironieresistenten Ernsthaftigkeit, die er oft unter Alkohol entwickelt, antwortet Paul: »Beides. So was hättest du nie getan.«

»Denkste, Paul«, feixt Mike. »Mom war gestern mit Mr. X im Theater, Reihe eins, Mitte!«

Paul hört auf zu rühren und fragt mit offenem Mund: »Nicht wirklich, oder?«

»Jedem das Seine«, antwortet Thea. »Du gehst mit Miss B. zu Technopartys, und ich gehe mit Mr. X ins Theater. Aber jetzt gehe ich erst mal Tisch decken.«

Sie freut sich auf einen männerfreien Abend. Paul ist nach der dritten Asylnacht wieder zum neuen heimischen Herd zurückgekehrt, er hatte Kryptisches gemurmelt, es gebe *einiges zu klären*. Mike wollte zum Training, es könne später werden.

Statt Ruhe empfangen sie laute Stimmen, die nach Streit klingen. Inmitten heftigen Gezeters erkennt sie Mike. »Verdammt, du hörst sofort auf, meine Mutter zu stalken!«

Die Antwort etwas leiser, aber eindeutig von Ansgar: »Wieso gerade jetzt, wo es anfängt, Spaß zu machen, und sie angebissen hat?«

Thea erstarrt, als würde ihr Herz in Trockeneis getaucht.

»Weil es jetzt nur noch Schaden anrichtet. Meinen Dad muss man nicht mehr eifersüchtig machen, er ist drauf und dran, mit eingezogenem Schwanz zurückzukommen.«

»Das mit der Eifersucht war doch *deine* Idee, damit er wieder scharf auf deine Mom wird. Und *du* hast schließlich *mich* eingespannt, weil du es nicht hingekriegt hättest, Briefe zu schreiben, die eine ältere Frau antörnen.«

Eine Welle aus Wut und Scham überschwappt Thea. Dann hört sie Mike sagen: »Für meine Mom ist es auch scheiße. Vor dem Theater schien sie richtig high, hinterher war sie schlecht drauf. Und sie hat sich gar nicht gefreut, dass Dad ...«

Thea hat genug gehört. Die Demütigung schmerzt, doch zur Schmach wird sie erst, wenn es Zeugen gibt. Was man nicht weiß, muss man nicht sanktionieren. Sie schleicht aus der Wohnung, geht auf Zehenspitzen die Treppe hinunter und läuft einmal um den Block. Der Wind bläst ihr ins Gesicht, die Wutwelle ebbt ab. Ein Dummejungenstreich in wohlmeinender Absicht. Der altkluge Möchtegerndichter Ansgar hat sich für die

Wiedervereinigung der Eltern seines Freundes in lyrische Ergüsse gestürzt. Im Theater hat er sie wahrscheinlich mit dem Opernglas beobachtet. In ihrem Wohnzimmer fand er den Camus, im Bad das Parfum.

Es tröstet sie, dass niemand von dem Libellenflügel weiß, geschweige denn von ihrer nagenden Enttäuschung, dass Mr. X ein Phantom war. An Dr. Uli Mertens wird sie eine letzte Mail mit der Forderung schreiben, er möge sie nicht mehr kontaktieren und ihm andernfalls Konsequenzen wegen Stalking androhen.

Sie klingelt an der Haustür. Als Mike sich über die Sprechanlage meldet, zwitschert sie: »Hallo, mein Lieber, mach mir mal auf, ich habe meinen Schlüssel verkramt.«

Die schwatzhafte Chefsekretärin blinzelt Thea verschwörerisch an, als sie ihr den Briefumschlag reicht. Ein junger Mann habe ihn vorbeigebracht und ihr das Versprechen abgenommen, ihn der Frau Oberärztin unbedingt persönlich zu übergeben.

Absender: Ansgar Eigner.

Liebe Dorothea,
nun hat das Versteckspielen ein Ende, denn Ihre Mail an »Uli« hat mich in Panik versetzt.

Hier mein Geständnis, von dem Mike übrigens nichts weiß. Als er mir sagte, es sei sein größter Wunsch, die Eltern wieder zusammenzubringen, kam uns die Idee, Ihren Midlifecrisis-Mann bei seiner Eifersucht zu packen und so zwischen Ihnen wieder Nähe herzustellen. So wurde der »Stalker« geboren. Das Schreiben hat Mike an mich delegiert, natürlich gab er mir alle Infos, womit ich Ihnen näherkommen konnte. Als ich Mike auf die Gesamtausgabe von Albert Camus in Ihrem Bücherregal ansprach und hörte, Sie seien ein glühender Camus-Fan, habe ich ihm verschwiegen, dass ich das ebenfalls bin!

Ihr Paul reagierte planmäßig mit Eifersucht und suchte wieder Ihre Nähe. Mike war happy. Was er allerdings nicht ahnte, war mein Kalkül, diese Nähe würde Ihnen endgültig die Augen öffnen und Sie die egoistische Kleingeistigkeit Ihres Gatten erkennen und damit eine Distanz gewinnen lassen, die Ihnen neue Horizonte öffnen könnte.

Was Ihr Sohn schon gar nicht checkt: Ich liebe seine Mutter, seit ich sie kenne. Nur deshalb war ich so oft bei Ihnen.

Nun ist es heraus, Liebste, und duldet kein »Sie« mehr — wir sind füreinander bestimmt: Dorothea, das Gottesgeschenk, für Ansgar, den Speer der Götter!

Anfänglich war es eine schwärmerische Hingabe ohne Besitzbegehren, wie früher bei den Minnesängern. Doch dann bist Du zu mir nach Hause gekommen, als unser

Hausarzt mich wegen Corona in die Klinik abschieben wollte. Da gab es den Urknall.

Tritium prallte auf Deuterium, die Kernfusion ließ mein Hirn zerfließen und mein Herz bersten. Als ich durch die Latexhandschuhe Deine feingliedrigen Hände forschend und kraftvoll auf meinem Bauch spürte, habe ich zu Whomsoever gebetet, meine Pyjamahose möge den Aufstand verbergen. Nicht aus Scham, sondern aus Angst, Du würdest als Geilheit missverstehen, was in Wahrheit die Somatisierung meiner Seelensehnsucht war. Doch dann ahnte ich Dein Lächeln unter der Maske, und in Deinem Blick glomm ein Leuchten. Da war ich sicher. Das war nicht das Beschwichtigungslächeln, mit dem Ärzte ängstliche Patienten beruhigen, vielmehr war es ein Zeichen des Erkennens: Wie ich fühltest Du, dass die Kerne unseres Selbst unlösbar verschmolzen waren.

Auch im Theater spürtest Du meine Anwesenheit. Übrigens: Ich war die ordinäre junge Dame, die neben Dir saß, in Klamotten, Perücke und Schminke von meiner Schwester. Die Karten, den Camus und den Schampus habe ich meinen Eltern geklaut. Meine Mutter ist so chaotisch, dass sie immer glaubt, sie hätte selbst verschlampt, was sie nicht mehr findet.

Bitte erspare uns beiden die Plattitüde, ich könnte Dein Sohn sein. Leider kam ich im falschen Jahrhundert — und bereits im Kreißsaal mit einem alten Geist — zur Welt. Unter Gleichaltrigen fühle ich mich als Greis, bin so fremd wie Camus' Étranger. Vielleicht habe ich in einem früheren Leben mein Karma versaut und wurde deshalb mit der Ungnade einer späten (Wieder-)Geburt bestraft? Gerne wäre ich biologisch zwanzig Jahre älter, falls meine Jugend mich von Dir distanziert! Muss sie aber nicht! Wo sich verwandte Seelen begegnen, wird die Zeit dimensionslos, und die Jahre verlieren jegliche Bedeutung.

Gemeinsam werden wir unschlagbar. Denk an Emmanuel und Brigitte! Lass Dich scheiden, ich werde auf Dich warten.

As long as it takes!!!
Dein Ansgar

Glossar

CT (Computertomografie): 3-D-Röntgenuntersuchung mit einer rotierenden Röhre, die anatomische Schnittbilder von Organen und Körperregionen anfertigt.

Pneumonie (Lungenentzündung): akut oder chronisch verlaufende Entzündung des Lungengewebes durch Bakterien, Viren, Pilze oder das Einatmen giftiger oder ätzender Gase und Substanzen.

Quellen

Samuel **Beckett**: Drei Stücke. Warten auf Godot. Endspiel. Glückliche Tage, Suhrkamp, Frankfurt am Main 2006.

Albert **Camus**: Die Pest, Rowohlt, Reinbek bei Hamburg 2021.

Iris **Radisch**: Camus. Das Ideal der Einfachheit. Eine Biographie, Rowohlt, Reinbek bei Hamburg 2014.

Robert Koch Institut. SARS-CoV-2: Virologische Basisdaten sowie Virusvarianten im Zeitraum von 2020–2022. https://www.rki.de/DE/Content/InfAZ/N/Neuartiges_Coronavirus/Virologische_Basisdaten.html?nn=13490888#doc14716546bodyText9

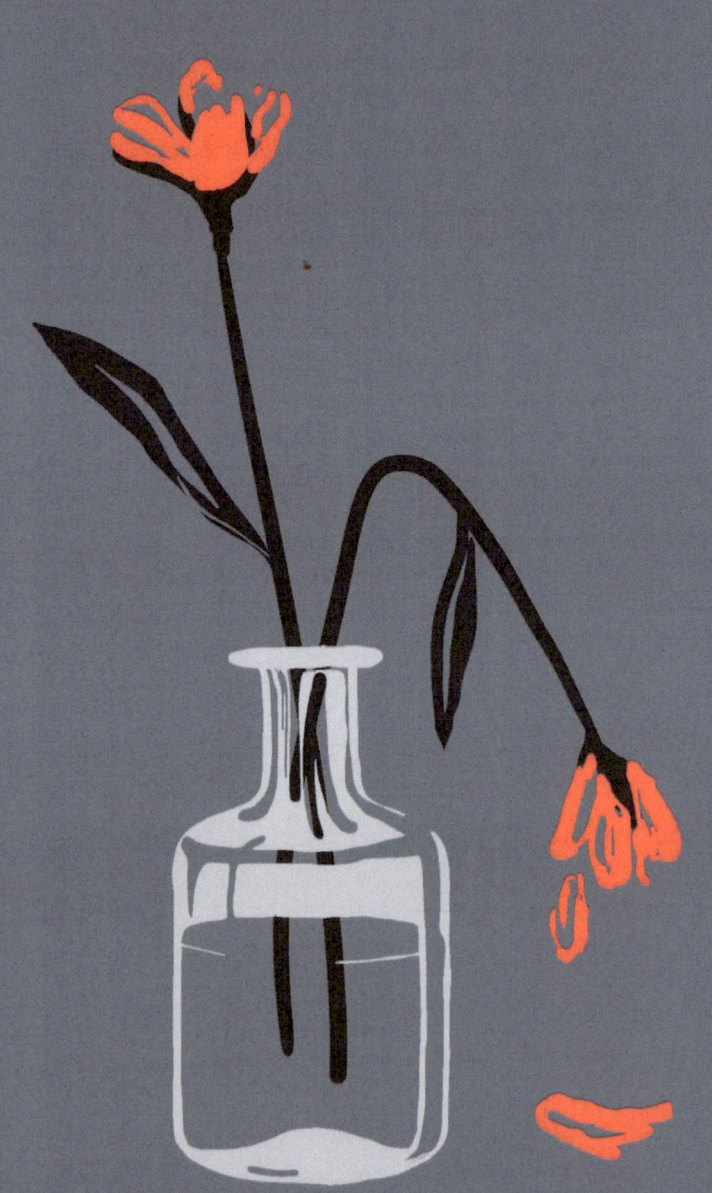

Viagra rettet Leben und schützt das Herz

Nur teilweise überlagert das Lavendel-Limone-Aroma des Raumsprays den schwach ammoniakalischen Geruch nach Inkontinenz, beides wird dominiert vom Desinfektionsmittelduft. Die Seniorenresidenz *Parkfrieden* achtet strikt auf Hygiene.

Vater lebt in der Sektion *Morgentau*. »Das ist meine kleine Tochter Sofia«, stellt er mich der Pflegerin vor. »Raluca ist meine Neue und der steilste Stiftzahn im Hause.« Diesen Sprachwitz höre ich zum dritten Mal. Meine frisch rasierten Nackenhaare werden zu Igelstacheln, und ehe ich mir auf die Zunge beißen kann, ist es herausgerutscht: »Papa, du hast uns doch schon bekannt gemacht, das hast du wohl vergessen.«

Raluca rettet. »Passiert ganz selten, dass Ihre Vater Sachen vergessen«, sagt sie beschwichtigend. »Er hat durchsichtigen Geist. Hirn wie Jungbursche. Sonst auch.«

Während ich noch über diese kryptischen Zuschreibungen grüble, antwortet Vater: »Danke, mein Sonnenschein.« Das Lächeln, das er der Pflegerin schenkt, hat 10.000 Lumen und legt seine Zahnlücke bei Position zwei fünf im Oberkiefer frei. Seit Raluca auf der Station arbeitet, ist Vati im siebten Flirthimmel, worauf sie hingebungsvoll eingeht. Raluca gehört zu jenen gemütshellen Menschen, die selbst Griesgrämige in eine Gute-Laune-Wolke hüllen. Nomen est omen, wenngleich Raluca mich eher an einen Kugelblitz denken lässt. Denn trotz ihres BMI von deutlich über dreißig wirbelt sie mit wieselflinken Bewegungen durch den Raum und vibriert vor lebensfroher Energie. Dabei schenkt sie jedem Oldie das Gefühl: *Zeit hat man nicht, man nimmt sie sich* – trotz des Personalmangels, der in allen Seniorenheimen die Pflege zur Hetzerei zwingt.

Mit ambivalentem Stolz nehme ich umgekehrt auch bei Raluca die Wirkung von Vaters offenbar alterslosem Charme auf das weibliche Geschlecht wahr. Vierundachtzig Lebensjahre haben sein Gesicht ausgemergelt und die Haut ledrig verknittert, doch die aufgequollene Großporigkeit vieler Altersgenossen blieb ihm erspart. Seit der »Vorhangbeseitigung«, wie Vater die operative Entfernung der Katarakt* nennt, die beide Linsen grauschlierig eingetrübt hatte, leuchten seine Augen wieder wie der Emerald Lake und saugen den Blick des Gegenübers in eine Tiefe, die wohl nicht mehr ganz der seines Geistes entspricht. Die Heimleiterin hatte mir kürzlich berichtet, Vater werde zunehmend vergesslich – vor allem, wenn es um die hausinternen Regeln gehe. Außerdem habe er sich mehrfach in fremde Zimmer verlaufen. Sie vermute beginnenden Alzheimer*, wenngleich seine Hausärztin anderer Meinung sei. Vater selbst habe geäußert, in seinem Alter stünde ihm eine

Demenz zu, unter anderem deswegen sei er ja rechtzeitig ins Heim gezogen.

An seinem 75. Geburtstag hatte Vater die Familie mit der Ankündigung schockiert, spätestens mit achtzig Jahren werde er in eine Seniorenresidenz übersiedeln, die er bereits ausgesucht habe. Abgesehen von seiner chronisch rheumatoiden Arthritis* und einer leichten koronaren Herzerkrankung* war er damals körperlich in gutem Zustand und außer einem altersentsprechend etwas nachlassenden Gedächtnis auch geistig topfit. Meine Schwester und ich versuchten, ihm diese frühzeitige Festlegung auszureden, doch Vater lehnte unbeirrbar jede Diskussion darüber ab; keinesfalls werde er seine Töchter mit der Organisation oder gar Beteiligung an seiner Pflege belasten. Als Inhaber eines Sanitätshauses hat er sich jahrzehntelang mit Inkontinenzmanagement, Stomatherapie*, Rollatoren und sonstigen Utensilien zur Versorgung Pflegebedürftiger beschäftigt. Manche Bekannte, deren alte Eltern sich beharrlich weigern, die Notwendigkeit einer professionellen Pflege zu akzeptieren, beneiden mich um die Einsicht meines Vaters.

»Bitte machen Sie Oberkörper nackt, ich will Rücken einreiben«, kommandiert Raluca und schwenkt den XXL-Spender mit Diclofenac Schmerzgel. Vater zögert, vielleicht, weil ich dummerweise einmal die Wirksamkeit von Schmerzmitteln aus der Tube abgestritten hatte, vielleicht auch aus Scheu, sich vor der Tochter auszuziehen. Also Hände waschen. Ich verschwinde in das kleine Bad.

Das Spiegelschränkchen über dem Waschbecken steht halb offen. Kaum traue ich meinen Augen: Neben dem Rasierschaum liegt eine Packung Viagra, 100 mg. Darin befinden sich noch neun Tabletten.

Schlagartig erscheint Ralucas Spruch in ganz neuem Licht. *Hirn wie Jungbursche. Sonst auch.* Ich bin schockiert über diese Demonstration väterlicher Verkehrsaktivität. Gleichzeitig schäme ich mich für solche Kleingeistigkeit; als Mittfünfzigerin in einer Generation sexueller Freizügigkeit groß geworden, weiß ich nicht, ob es Verklemmtheit ist oder ein archaischer Instinkt, der aufgeklärte Erwachsene blockiert, sich die elterliche Sexualität vorzustellen. Vater und Mutter machen Liebe und Babys – aber keinen Sex. Und im Alter heißt es dann »Kuscheln statt Koitus«?

Ich ziehe den Beipackzettel heraus. Erwartungsgemäß sind dort schwere Herzerkrankungen als Kontraindikation aufgeführt. Außerdem heißt es wörtlich: *Wenn Sie Probleme mit Ihrem Herzen haben, sollte Ihr Arzt sorgfältig prüfen, ob Ihr Herz der zusätzlichen Anstrengung durch sexuelle Aktivitäten gewachsen ist.* Komplexe medizinische Aufgabe: Wie prüft man als Arzt die Intensität der Anstrengung seines Patienten beim Sex und dessen unmittelbare Auswirkung auf das Herz?

Und falls die kardiale Belastbarkeit als unzureichend eingestuft wird, verbietet man dann nur Viagra oder auch gleich den Verkehr? Ist es meine Pflicht, hier einzugreifen, da ich nicht nur Tochter, sondern auch Ärztin bin, wenngleich nicht seine behandelnde? In der Anästhesie mit solchen Problemen nie konfrontiert, will ich mich zunächst kundig machen und mir vorerst nichts anmerken lassen.

Ich finde Vater mit zufriedenem Lächeln in seinem Sessel sitzend, Raluca wieselt winkend aus dem Zimmer. Mit Appetit widmen wir uns meiner mitgebrachten Diabetiker-Karotten-Mandeltorte und diskutieren über Politik, sein Lieblingsthema. Als medizinisch Kundiger schimpft Vater, wie immer, über den Gesundheitsminister, dafür lobt er die Neubesetzung des Verteidigungsministeriums mit dem *Wie-hieß-er-noch-gleich*. »Endlich ein richtiger Kerl, der die Soldaten versteht und was anpackt. Ich sehe ja ein, dass man heutzutage auch leitende Positionen der Politik mit Quotenfrauen besetzen muss, manches können sie ja auch ganz gut. Aber bei allem Respekt für das schöne Geschlecht: Frauen taugen nun mal nicht zur Führung der Streitkräfte, die werden doch von keiner Truppe ernst genommen.«

Ich verzichte auf Einspruch.

Frau Dr. Pham ist eine wunderbare Hausärztin. Ich war sehr erleichtert, dass sie, im Gegensatz zu vielen Kollegen, seinerzeit bereit war, Vater auch nach seinem Umzug ins Wohnstift weiter zu betreuen. Nie mische ich mich in ihre Behandlung ein, nur bei der Medikation für seine Rheumabeschwerden fragt sie mich manchmal um Rat, gelegentlich überweist sie mir auch Patienten in die Schmerzsprechstunde, die ich in der Klinik leite.

Als Tochter vietnamesischer Boatpeople, die Mitte der 70er-Jahre nach Deutschland kamen, hat Frau Pham deren Bienenfleiß geerbt und bildet sich regelmäßig fort – keine Selbstverständlichkeit in Zeiten wachsender Überlastung durch zunehmenden Hausarztschwund.

Ich berichte von meinem Fund in Vaters Medizinschrank und bitte höflich um Auskunft, ob sie ihm das Viagra verordnet habe, was sie ohne Umschweife und Rechtfertigung zugibt. Nachdem ich die Kollegin meines vollsten Vertrauens versichert habe, gestatte ich mir die vorsichtige Frage, ob Viagra bei einem Mittachtziger mit koronarer Herzerkrankung nicht ein erhöhtes Nebenwirkungsrisiko, zum Beispiel für einen Herzinfarkt, aufweise?

»Eher im Gegenteil«, belehrt sie mich freundlich. »Im Januar 2023 erschien dazu eine amerikanische Studie. In einem Kollektiv von über 20.000 Patienten wurde untersucht, wie häufig bei Männern unter Sildenafiltherapie* wegen Erektionsstörung relevante Herz-Kreislauf-Ereignisse auftraten. Das wurde verglichen mit einer Kontrollgruppe von Männern gleichen Alters und ähnlichen Gesundheitszustandes ohne Potenzmittel.«

Frau Pham legt eine dramaturgische Pause ein. Ich rolle mit den Augen und sage brav: »Jetzt bin ich aber gespannt.«

»Sie werden überrascht sein. Solche Ereignisse traten bei Viagra-Patienten um ganze dreizehn Prozent seltener auf als bei den Unbehandelten. Selbst die Sterblichkeit lag um fast fünfundzwanzig Prozent niedriger. Alles statistisch signifikant! Nach diesen Daten könnte man also ohne Weiteres behaupten: Viagra rettet Leben und schützt das Herz.«

»Tatsächlich?«, staune ich. »Und wie werden diese Effekte erklärt?«

»Pharmakologisch war das eigentlich zu erwarten«, antwortet Frau Pham. »Das Medikament wirkt so ähnlich wie Nitropräparate*, die wir bei Herzkranzgefäß-Erkrankungen einsetzen: Sie erweitern die Blutgefäße. Am Schwellkörper des Penis wird so der Rückfluss des Blutes und damit dessen Erschlaffung verhindert; aber der Effekt ist im gesamten Gefäßsystem des Körpers wirksam, zum Beispiel auch in den Herzkranzgefäßen. Da das bekannt war, lag es nahe, eine solche Studie durchzuführen.

Der Nutzen war übrigens umso größer, je höher die Gesamtdosis lag.«

Noch bin ich nicht ganz überzeugt. »Kann es nicht sein, dass sexuell aktive Männer von vornherein einen besseren Allgemeinzustand haben?«

»Na klar, wir wissen, dass Sex gesund ist.« Frau Pham kichert. »Aber die Libido ist im Kopf und pfeift auf den Karnofsky*.«

Was meine Frage zwar nicht beantwortet, doch ich insistiere nicht. Sie bietet an, mir die Studie zu schicken, und ich bedanke mich. Druckse herum. »Es gibt da noch etwas, das ich auf dem Herzen habe«, gestehe ich. »Würden Sie mir vielleicht verraten, wer meinen Vater zu diesem Rezeptwunsch inspiriert hat?« Hier beiße ich auf Granit. Ärztliche Schweigepflicht.

»Vater hat in seiner Patientenverfügung eine ausdrückliche Schweigepflichtentbindung für mich eingefügt«, halte ich lahm dagegen.

»Für Notfälle und bei Aufnahme ins Krankenhaus«, entgegnet Frau Pham erwartungsgemäß. »Ich glaube kaum, dass das auch für Auskünfte über sein Liebesleben gilt.«

Recht hat sie, aber ich kann es nicht lassen. »Das ehrt Sie, Frau Kollegin«, schmeichle ich. »Ich glaube auch so zu wissen, um wen es sich handelt.«

»Na dann ...«, antwortet Frau Pham. Mehr sagt sie leider nicht.

»Bisher hat mein Vater mir seine Freundinnen ja immer vorgestellt«, fahre ich fort. Heute übrigens zum dritten Mal seine Pflegerin Raluca.«

Nun habe ich die Hausärztin aus der Reserve gelockt. Sie klingt entrüstet. »Bitte keine falschen Schlussfolgerungen! Sie glauben doch hoffentlich nicht, dass Frau Popescu mit ihren Schützlingen irgendwelche Viagra-Experimente macht. Und Ihr Herr Vater hat sicher gute Gründe, wenn er Ihnen seine derzeitige Gespielin nicht vorstellt.«

Die Frage kommt mir kaum über die Lippen, aber ich stelle sie dennoch: »Ist es etwa … eine Dame aus dem Milieu?«

»Nicht, dass so was Ihrem alten Herrn nicht zuzutrauen wäre«, erwidert Frau Pham. »Aber damit Sie sich keine Sorgen machen: Es ist eine Mitbewohnerin. Und mehr werden Sie von mir nicht erfahren!«

Beim nächsten Besuch ist das Viagra aus dem Spiegelschränkchen verschwunden. Ich erschrecke bei dem Gedanken, Vater könnte alle neun Tabletten geschluckt haben, die sich vor einer Woche noch in der Packung befanden, und hoffe, er hat sie bloß versteckt. Nun ist mein Vorsatz hinfällig, das Thema nicht anzusprechen.

»Gut siehst du aus«, leite ich ein, das hört er immer gern. »Wie geht es dir mit deinem Rheuma und den Schmerzmitteln? Bist du gut eingestellt?«

»Danke, alles prima, ich bin ja ärztlich bestens versorgt«, antwortet Vater, lächelt versonnen und dreht an seinem Ehering.

Beiläufig frage ich: »Gibt es sonst irgendwas Neues? Medizinisch oder hier im Stift?«

Er sieht mich mit lügendetektortauglicher Unschuldsmiene an. »Nö, warum fragst du?«

Ich betrachte meine Sneaker, der linke hat einen Matschfleck. »Einfach so, weil du viel besser drauf bist als sonst ...«

Vater bleibt stumm, und als ich wieder aufschaue, durchbohrt mich sein Blick. »Sofia, du warst du an meinem Medizinschrank?«

Es ist mehr Feststellung als Frage, und ich werde schlagartig wieder zur bezopften Fünfjährigen, die knallrot anläuft, wenn der Vater sie beim Wurstklau erwischt hat. »Wie kommst du denn darauf?«, stammle ich.

»Du hast den Waschzettel verknittert«, schnaubt Vater. »Na los, sag schon, du findest es unpassend, dass man mit vierundachtzig Jahren noch Bedürfnisse hat und Pillen nimmt, um die auch zu erfüllen. In meinem Alter ist das Bett nur noch zum Schlafen und als Sterbelager vorgesehen. Und auf der Matratze wird nur noch gefummelt und nicht mehr getummelt. Außerdem kannst du dir bestimmt nicht vorstellen, dass so ein Schrumpelgreis noch von einer Frau begehrt wird.«

»Fishing, Papa! Du bist immer noch ein Womanizer«, widerspreche ich. »Und hältst du mich etwa für spießig? Als ob ich dir nicht alles gönnen würde! Ich denke nur, dass gerade bei reiferen Frauen das Begehren ja nicht zwangsläufig auf die ...«, ich gerate ins Stottern, Vater zieht belustigt eine Augenbraue hoch, und ich stammle weiter: »... nicht ausschließlich auf die Penetration fokussiert ist.«

Vater streckt mir seine deformierten Hände mit den wulstig versteiften Gelenken entgegen. »Penetration«, spottet er und spuckt das »P« wie einen Pistolenschuss aus. »Manchmal sind leider oft nur meine Finger steif und so unbeweglich, dass ich damit allein eine Frau nicht glücklich machen kann. Drum brauche ich die Gesamtausstattung.«

Ich kann mich nicht dazu überwinden, meinen alten Vater darauf hinzuweisen, dass es noch andere Optionen der Glücksspende gebe. Muss ich auch nicht.

Er zwinkert mir zu. »Schließlich will man beim Sex ja auch mal reden ...«

Mein Hirn reagiert auf diese väterliche Enthüllung töchterlich träge und erfasst deren Inhalt mit Verzögerung und einem Schaudern wider Willen, das ich mit albernem Kichern zu verbergen suche.

»Du als Mädchen hast leicht reden.« Vater klingt anklagend. »Nie wird euch Frauen das eigene Genital zum Feind und blamiert euch mit Schwerkraftschlappen. Ihr könnt immer, wenn ihr Lust habt oder wenn's zweckdienlich scheint. Wenn Männer überhaupt können, kommen sie oft zu früh. Dann kommen die Frauen gar nicht und sind entweder sauer, oder sie geben es nicht zu. Spätestens seit *Harry und Sally* wissen wir, dass man es nie wissen kann.«

Einerseits gerührt, für Vater noch immer ein Mädchen zu sein, befremdet es mich doch, ausgerechnet von ihm derart über die sexuelle Benachteiligung des männlichen Geschlechtes durch die Natur belehrt zu werden. Guter Zeitpunkt, das Thema zu wechseln. Wer denn die Glückliche sei und wann ich sie kennenlernen dürfe?

»Schaun mer mal«, weicht Vater aus. »Sie hats nicht so sehr mit der Kommunikation, vor allem nicht mit Fremden.«

»Sie ist wahrscheinlich auch schon ein bisschen älter?«

»Nö, sie könnte meine Tochter sein.«

Ich stutze beim Abgleich dieser Info mit Frau Phams Aussage, die Gespielin sei eine Mitbewohnerin aus dem Wohnstift.

»Hermine ist unsere jüngste Heiminsassin«, klärt Vater mich auf. »Knapp über sechzig.«

Bei meiner Nachfrage, warum sie in diesem Alter schon im Seniorenstift lebe, senkt er den Kopf. »Sie kam allein nicht mehr zurecht, weil sie eine besondere Art von Demenz hat. Wie heißt die noch gleich, irgendwas mit *Tempo* und *Front*.«

Jetzt verstehe ich. Frontotemporale Demenz*, nicht selten verbunden mit Hypersexualität.

»Ist eure Beziehung hier im Stift bekannt?«

Vater hebt abwehrend die Hände. »Natürlich nicht, sonst würden die das bestimmt unterbinden, weil sie es missbräuchlich fänden. Ist es aber nicht! Mir tut es gut, und für Hermine ist die körperliche Liebe das Einzige, woran sie im Leben noch Freude hat.«

Ich lege meine Hand auf seine und streichle die pergamentige Haut mit den geschlängelten blauen Adern. »Du machst alles richtig, Papa! Aber hast du keine Angst, dass man euch auf die Schliche kommt?«

Zu meiner Überraschung grinst Vater mich verschwörerisch an. »Doch schon, aber dann mache ich auch ein bisschen auf dement, da lassen sie mir manches durchgehen.«

Glossar

Alzheimer: häufigste Form der Demenz, die überwiegend im Alter auftritt. Durch Absterben von Gehirnzellen entstehen Störungen des Gedächtnisses, der Orientierung, der Sprache und des Denkvermögens.

Frontotemporale Demenz: seltene Form einer schnell fortschreitenden Demenz, Auftreten meist bereits im Alter ab 45-65 Jahre, mit Untergang der Nervenzellen speziell im Stirnhirn (Frontallappen) und im Schläfenlappen (Temporallappen). Häufiges Symptom: Enthemmung.

Karnofsky-Index: international anerkanntes Punktesystem, mit dem Allgemeinzustand, Befinden und Leistungsfähigkeit im Alltag bestimmt werden und das sich u. a. für die Verlaufsdokumentation unter Therapie eignet.

Katarakt: grauer Star, Trübung der Augenlinse, meist in fortgeschrittenem Alter, mit Einschränkung der Sehkraft.

Koronare Herzerkrankung: Verengung und Verkalkung der Herzkranzgefäße durch Ablagerung von Fetten in Blutgefäßen. Die Verstopfung führt zu einer Durchblutungsstörung des Herzens.

Nitrotherapie: Behandlung mit gefäßerweiternden und damit durchblutungssteigernden Medikamenten auf Nitro-Basis zur Verbesserung der Versorgung des Herzens mit Blut und Sauerstoff.

Rheumatoide Arthritis: chronisch-entzündliche Erkrankung der Gelenke, die in Schüben verläuft und den Autoimmunerkrankungen zugerechnet wird.

Sildenafil (Wirkstoff, z. B. in Viagra): gefäßerweiternde Substanz zur Behandlung von Erektionsstörungen beim Mann.

Stomatherapie: Betreuung und Versorgung von Patienten mit künstlichem Darmausgang (Colostoma, Ileostoma) oder Blasenausgang (Urostoma).

Quellen

Wilton, Katelynn M et al.: Erectile Dysfunction and Cardiovascular Risk in Men With Rheumatoid Arthritis: A Population-based Cohort Study. *The Journal of Rheumatology* vol. 48,11 (2021): 1641–1647.
https://doi.org/10.3899/jrheum.201226

Kloner, Robert A et al.: Effect of phosphodiesterase type 5 inhibitors on major adverse cardiovascular events and overall mortality in a large nationwide cohort of men with erectile dysfunction and cardiovascular risk factors: A retrospective, observational study based on healthcare claims and national death index data. *The Journal of Sexual Medicine* vol. 20,1 (2023): 38–48.
https://doi.org/10.1093/jsxmed/qdac005

Mendez, Mario F et al.: Hypersexual behavior in frontotemporal dementia: a comparison with early-onset Alzheimer's disease. *Archives of Sexual Behavior* vol. 42,3 (2013): 501–9.
https://doi.org/10.1007/s10508-012-0042-4

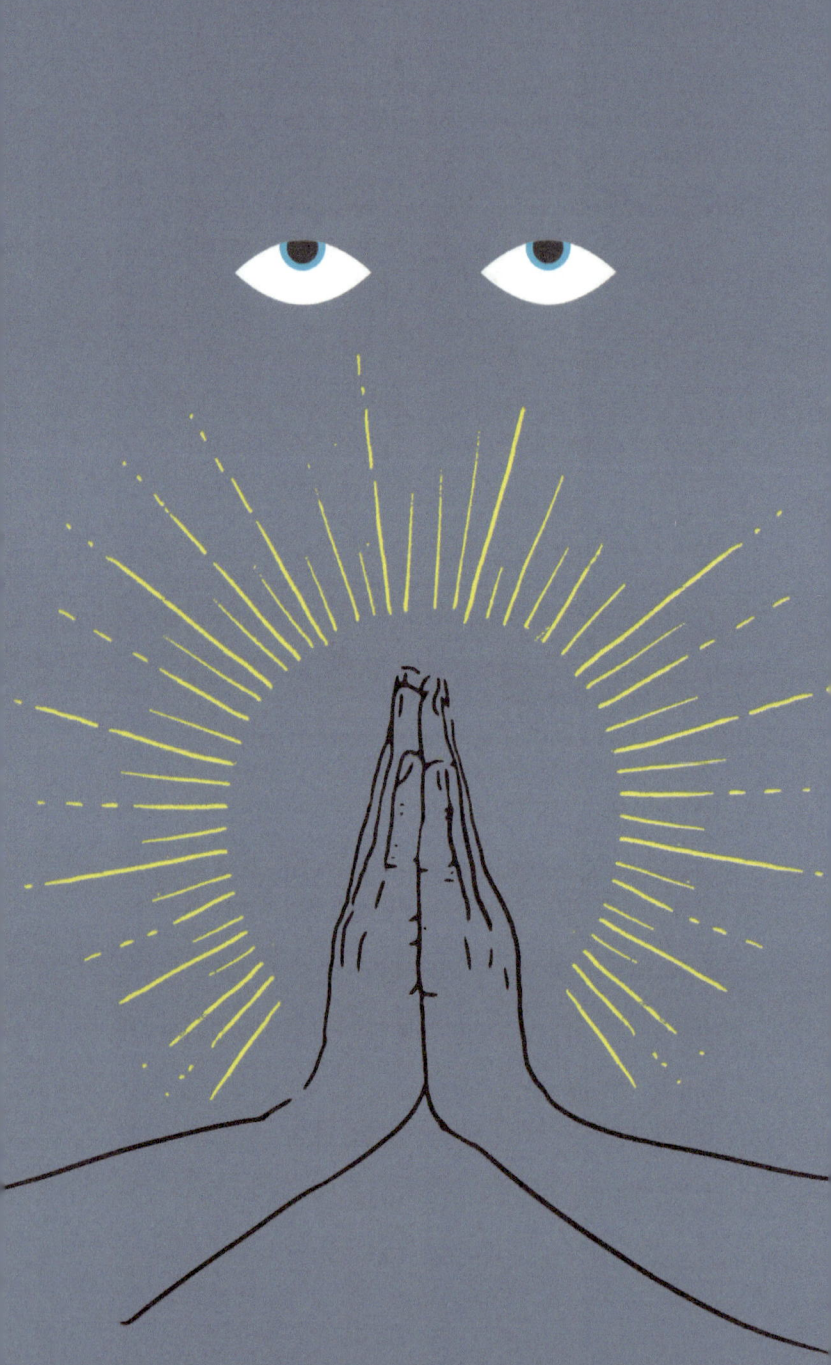

Dankbarkeit

Leon hasst Lauwarmes. Zum Abendessen gibt es aufgetaute Cannelloni mit Spinat-Ricotta-Füllung, leider unzureichend im Ofen erhitzt. Die Gurkenscheiben im Salat sind zu dick geschnitten, die Soße ist zu essiglastig. Leon verabscheut auch warmen Wein – und der Riesling ist ungenügend gekühlt.

Die Kinder schieben vegane Würstchen auf ihren Tellern herum, selbst die Pommes, sonst sehr begehrt, können die beiden heute nur mäßig begeistern, weil fettarm im Ofen erhitzt. Umso mehr streiten sie um das Ketchup. Mit einem schmatzenden Geräusch drückt Miriam einige rote Tropfen auf ihren Teller. Mit den Worten »leider leer« reicht sie ihrem kleinen Bruder grinsend die zerquetschte Plastikflasche, die der fünfjährige Luca mit einem Wutbrüller auf den Boden feuert. Dann zerrt er seiner Schwester das Gummi mit den Marienkäfern von ihrem rechten Zopf und zerreißt es. Seine Schwester brüllt: »Du behinderter Zwerg.«

Stine schlägt mit der flachen Hand auf den Tisch, die Gläser klirren. »Wortwahl, junge Dame! Schluss jetzt, Kinder, ich habe euer ständiges Gezoffe satt.«

Seit Corona ist ihre mütterliche Nachsicht merklich geschwunden – zu oft waren Schule und Kita ausgefallen. Auch bei den Kindern ist das Aggressionslevel gestiegen, besonders bei Miriam. Äußerlich wirkt sie mit ihren elf Jahren noch recht kindlich, geistig hingegen eher frühreif, und mental ist sie auf pubertierende Randale gebürstet. Ihren kleinen Bruder behandelt sie wie ein Baby, seit sie erkannt hat, dass es ihn am meisten ärgert, von Älteren nicht ernst genommen zu werden.

Stine betreut als Lektorin in ihrem Verlag die Sparten *Lebensratgeber* und *Kochbücher*. Beides hat derzeit Hochkonjunktur, da braucht man Ruhe. Zwar ist das von den Eltern geerbte Haus geräumig, doch streitsüchtige Kinder machen nicht nur Krach, mitunter spielen sie sich auch tückische Streiche, die eine mütterliche Intervention erfordern. Luca hatte kürzlich Miriams heiß geliebter Kartäuserkatze Clarissa den buschigen Schwanz rasiert und eine rosa Schleife darum geknotet. Am nächsten Tag war Lucas Geschrei groß, als er sein Meerschweinchen bewegungslos im Käfig fand. Stine plante bereits die Gartenbestattung, als Ganymed gottlob zu zucken begann und langsam wieder munter wurde. Leon bemerkte, dass das Fläschchen mit den Valiumtropfen* nicht an gewohnter Stelle im Medikamentenschrank stand, und vermutete eine Racheaktion seiner Tochter als Ursache des ganymedischen Kurzkomas. Mangels Konfliktbereitschaft und Energie verzichtete er jedoch auf kriminologische Aufarbeitung.

Wie ein Wink des Schicksals war es ihm erschienen, als vor sechs Wochen eine Patientin von der jungen

Geflüchteten aus der Ukraine erzählte, die eine Unterkunft suchte. Die kleine Souterrain-Einliegerwohnung des Familiendomizils stand gerade leer, in der Coronazeit hatten sie keinen neuen Mieter aufnehmen wollen. Als sich herausstellte, dass die junge Frau neben ihrem Literaturstudium einen Teilzeitjob suchte, wurde man sich schnell einig. Darja würde Stine bei der Kinderbetreuung und gelegentlich auch im Haushalt entlasten, dafür sollte sie ein großzügiges Taschengeld erhalten, umsonst wohnen und auf Wunsch die Mahlzeiten mit der Familie einnehmen.

Darja stammt aus Odessa, dort hatte sie eine Schule besucht, in der Deutsch als erste Fremdsprache gelehrt wurde. Ihre Sprachbeherrschung ist grammatikalisch nicht perfekt, dafür hat sie einen umfangreichen Wortschatz und eine originelle Formulierungsweise, die sie sich teilweise durch die Lektüre deutschsprachiger Belletristik aus dem letzten Jahrhundert angeeignet hat.

Der kleine Luca war der Nanny spontan und restlos verfallen, was seiner Mutter ungewohnte Freiräume verschaffte. Der stupsnasige Rotschopf ist eigentlich ein Mamakind, stets auf der Suche nach Rockzipfelnähe, was bei Stine, je nach Tagesform, mütterliches Entzücken oder genervte Überforderung auslöst.

Auch Leon genießt den frischen Wind, den die neue Bewohnerin mitbringt und der die starr eingespielten Umgangsrituale der Familie durchpustet. Selbst Miriam, die anfänglich zurückhaltend reagierte, findet Darja inzwischen megacool, borgt sich heimlich deren Kosmetika und versucht, Mimik und Gang ihres Idols nachzuahmen, was manchmal rührend komisch wirkt.

Stines Verhältnis zum Familienzuwachs ist hingegen nicht ohne Ambivalenz. Sie ist empathisch beeindruckt vom Schicksal der jungen Ukrainerin, die wenige Flugstunden entfernt Gräuel erlebt hat, die man hierzulande nur aus den Kriegserzählungen sehr alter Großeltern kennt. Auch die gemeinsame Liebe zur Literatur verbindet. Kürzlich hat Stine vor Freunden betont, wie froh sie darüber ist, dass Darja die Herzen der Kinder im Sturm erobert hat und die beiden Racker bei ihrer Nanny pflegeleichter sind als bei Muttern. Dabei ließ der leicht angestrengte Zug um ihren Mund die Kränkung ahnen.

Wo immer Darja erscheint, drehen sich Köpfe: Mit ihren hohen Wangenknochen und den schräg geschnittenen Augen strahlt sie eine lässige Grazie aus, die umwerfend wirkt. Sie flirtet unspezifisch und absichtslos mit Männern jeden Alters, und wann immer Darja dem Doc, wie sie Leon nennt, tief in die Augen schaut, spürt dieser neben einer vagen Wärme die aggressive Erstarrung seiner Frau. Insgesamt ist der familiäre Spannungspegel eher gestiegen.

Miriam verzieht ihren Mund zu der verächtlichen Grimasse, mit der sie neuerdings ihren Eltern signalisiert, wie unbeeindruckt sie von deren erzieherischen

Maßnahmen bleibt. Darja hebt die Ketchup-Flasche auf und quetscht noch allerletzte rote Kleckse auf Lucas Teller, was der Kleine mit »dyakuyu« und einem strahlenden Grinsen quittiert, bevor er seiner Schwester die Zunge herausstreckt.

»Sie sollten solche Wutanfälle nicht auch noch belohnen«, tadelt Stine.

»Sorry, Frau Doktor«, antwortet die Gescholtene und zwinkert Luca zu. Stine hat sich schon einmal verbeten, mit dem Titel ihres Mannes angesprochen zu werden, doch Darja hat ihr erklärt, das sei eine Respektbezeugung, ihre Mutter habe die Gattin des Hausarztes auch immer so angesprochen.

Leon steht auf. »Ich stelle mir diese Nudeln noch mal in den Ofen und lege den Wein kalt.«

»Tu dir keinen Zwang an«, sagt seine Frau. »*Meine* Cannelloni sind prima, und dir täte eine Bionade auch besser.«

Hinter der Küchentür stolpert Leon über das Krokodil mit dem Zahnarztgebiss. In der Spüle stapeln sich schmutzige Töpfe und Tassen mit angetrockneten Kakaorändern; die Griffe des Kühlschranks fühlen sich klebrig an, auf dem gebürsteten Aluminium der Tür sind zahlreiche Fingerabdrücke.

Leon stellt seine Cannelloni in den restwarmen Backofen und dreht die Temperatur auf 200 Grad. Wenigstens ist es in der Küche nahezu still, nur gedämpft dringen die Stimmen aus dem Esszimmer, die Worte sind unverständlich, doch die Streitmelodie dringt durch. Bevor Leon den Wein in den Tiefkühler legt, gießt er einen großen Schluck in ein Wasserglas und wirft zwei Eiswürfel hinein, die er nach einer Minute wieder herausfischt. Sieht ja keiner. Auf nüchternen Magen flutet der Riesling augenblicklich an. Sein Magen beginnt zu knurren, er holt die Fleischwurst aus dem Kühlschrank, ein Geschenk des Metzgers, dessen Frau er kürzlich gerade noch rechtzeitig überredet hat, sich in die Klinik einweisen zu lassen, wo ein Herzinfarkt festgestellt wurde. Fleischwurst kommt in Stines Speiseplan nicht vor, sie findet, das sei komprimierter Säugetiermüll und außerdem Leons Bauchumfang abträglich. Er schneidet sich ein ordentliches Stück ab und stopft es gierig in den Mund.

Kauend lässt Leon sich auf die Eckbank am Küchentisch fallen, hört dem einlullenden Brummen des Kühlschranks und dem beruhigenden Ticken der Zeitschaltuhr des Backofens zu. Nach dem Abschlusspiepsen sollte er aufstehen, aber das Sitzenbleiben ist zu verlockend – endlich Ruhe, nicht reden, nichts erklären, niemandem zuhören. Er trinkt noch einen Schluck und schließt die Augen.

Alleinsein ist Balsam. Alles ist zu viel, Stine mit ihrer nervösen Nörgelei, der Kinder-Ketchup-Krieg – und das nach elf Stunden Hausarztpraxis, wo er die Arbeit für zwei bewältigen muss, seit Klara sich mit Corona infiziert und nach einem mäßig symptomatischen Krankheitsverlauf unter Long Covid* leidet. Sie klagt über anhaltende Atemnot bei körperlicher Belastung, bleierne Müdigkeit und eine deutliche Einschränkung der kognitiven Funktionen. Ausgerechnet Klara, die immer mit dem Kopf unter dem Arm zur Arbeit kam und sich während der Grippewelle selbst mit Hexenschuss in die Praxis gequält hatte. Erst jetzt begreift Leon, wie viel sie mit ihrer leisen Effizienz geleistet hat und wie aufgeschmissen er ohne sie ist.

Nun kämpft er allein gegen eine Welle verschiedener grippaler Infekte, und das neben einer Omikron-Variante*, die jegliche Immunität weitgehend aushebelt und sowohl Geimpfte als auch Genesene befällt. Da Covid mittlerweile seltener zu schweren Krankheitsverläufen führt, stürzen sich die maßnahmenmüden Menschen wieder ungeschützt ins Getümmel. Auch die Politik hat beschlossen, die Pandemie sei zwar nicht zu Ende, habe aber ihren Schrecken verloren und rechtfertige keine Einschränkungen mehr – zumal diverse Landtagswahlen anstehen und der Wähler die Beschneidung seiner Bürgerfreiheit nicht honoriert. Der Gesundheitsminister begründet das mit dem Rückgang der Inzidenzen.

Dabei verschweigt »Professor Also«, dass nur gemeldet und damit offiziell erfasst wird, wer mit PCR* untersucht wurde, was jedoch mittlerweile selten erfolgt, seit diese nur noch in Ausnahmefällen bezahlt wird.

Die Müdigkeit überfällt Leon schlagartig, hüllt ihn ein wie in einen klebrigen Kokon, der jede Bewegung zur Anstrengung werden lässt. Der Wein wabert in sanften Wellen durch sein Hirn, lässt Gedanken konturlos fließen und macht wunschlos. Er schließt die Augen und bleibt reglos sitzen, bis sich trappelnde Kinderschritte nähern. Schnell zieht er das Smartphone aus der Tasche und hält es ans Ohr.

»Mama will wissen, wo du bleibst«, sagt Miriam, die Einzopfige; den anklagenden Zeigefinger hat sie sich von ihrer Mutter abgeschaut. »Uns bringt ihr immer bei, dass man vom Esstisch nicht einfach aufsteht, weil das nämlich total ungemütlich ist.«

»Tut mir leid, Mimi.« Leon deutet auf sein Handy. »Sag Mama, ich komme gleich, muss noch etwas mit einem Patienten besprechen. Notfall.« Als seine Tochter einfach stehen bleibt, verscheucht er sie mit einem unwirschen »Geh schon mal vor«. Fünf Minuten gönnt er sich noch. Dann nimmt er den Riesling aus dem Tiefkühlfach und die Cannelloni aus dem Ofen.

Im Esszimmer wird lebhaft diskutiert, nur Luca beteiligt sich nicht, er arrangiert die restlichen Pommes um einen übrig gebliebenen Wurstzipfel herum zu kleinen Pyramiden, die er geduldig wieder aufbaut, wenn sie einstürzen.

Als Leon sich dazusetzt, erstirbt das Gebabbel zu vorwurfsvollem Schweigen, nur Darja gönnt ihm ein winziges Lächeln. »Sorry«, sagt er in die Stille hinein und fragt, worüber man denn gerade gesprochen habe?

In ihrer großen Pause hatte Miriam gehört, wie ein älterer Mitschüler aus Afghanistan sich darüber beschwerte, dass Geflüchtete arabischer oder afrikanischer Herkunft in Deutschland viel schlechter behandelt würden als Ukrainer. Nun will sie von Darja wissen, wie die das findet.

Darja zerknüllt ihre Papierserviette und zögert, bevor sie antwortet: »Ich finde Deutschland ist zu allen Menschen gut, die Hilfe bedürfen. Natürlich es gibt Gewalt und Elend in vielen Herkunftsländern von Fliehenden. Aber ist doch ein Unterschied: Die Ukraine wurde von Russland überfallen und in einen Krieg gerissen, bei dem jeden Tag Bomben geschmissen und Zivilisten geschlachtet werden. Manche Menschen machen ihr Herz da ein wenig weiter auf.«

Miriam zupft an ihrem in Auflösung befindlichen Zopf. »Hussain hat aber gesagt, die Taliban sind auch nicht besser als Putin, da wird jeder umgebracht, der nicht die Klappe hält und Frauen sowieso. Und wenn Afghanen deswegen fliehen, kriegen sie in Deutschland oft keine Papiere und keine Arbeit. Und sie finden schon gar keine Leute, die sie gerne in die Familie aufnehmen. Hussain sagt, sie sind hier einfach Flüchtlinge zweiter Klasse. Stimmt das?«

»Selbstverständlich nicht!«, antwortet ihre Mutter. »Drei Viertel der Geflüchteten aus muslimischen Ländern sind Männer, zu 70 Prozent unter 30 Jahre alt, die brauchen nicht so viel Schutz und suchen bestimmt keinen Familienanschluss.«

Darja sieht sie erwartungsvoll an, und Stine holt einmal tief Luft, bevor sie weiterspricht. »Und außerdem, man muss schon zugeben, dass uns mit den Menschen aus der Ukraine mehr verbindet als mit Geflüchteten aus arabischen oder afrikanischen Ländern. Sie sind uns einfach ähnlicher, in der Art, wie sie leben, und auch im gemeinsamen christlichen Glauben.«

»Aber Mami, du bist doch gar nicht fromm«, kontert Miriam. »Da kann es dir doch egal sein, zu welchem lieben Gott jemand betet, wenn du eh an keinen glaubst. Und du sagst immer, jeder soll so leben, wie er will, wenn er keinem wehtut.«

Leon verkneift sich das Grinsen und ist ein bisschen stolz auf die argumentative Gnadenlosigkeit seiner Tochter. Über Stines Nasenwurzel furcht sich eine Zornesfalte. »Glaubst du etwa, es tut den Frauen in Afghanistan nicht weh, wenn ihre Töchter nur in die Grundschule gehen und nicht studieren dürfen? Und wenn eine Frau sich nicht verschleiert, wird sie verhaftet oder sogar umgebracht, wie dein afghanischer Mitschüler das von den Taliban erzählt hat!«

»Dann muss man den armen muslimischen Frauen doch erst recht helfen, genauso wie den Ukrainerinnen«, hält Miriam dagegen.

Stine dreht am Stil ihres Glases, in dem trübe die Bionade schwappt. »Das tun wir ja auch, aber wenn die Frauen keine Ausbildung machen durften, kriegen sie hier eben nicht so schnell einen Job. Und wenn sie nicht zur Schule gegangen sind, brauchen sie natürlich viel länger, bis sie unsere Sprache lernen. Und es kommen gar nicht so viele Frauen wie aus der Ukraine, wo scharenweise junge Mütter mit kleinen Kindern vor dem Krieg fliehen. Die muslimischen Frauen sind oft auch nicht so selbstständig, weil sie ohne Männer nichts dürfen und nicht so emanzipiert sind wie wir.«

»Was heißt manschipiert?«, fragt Luca seine Mutter, doch Stine gibt die Frage mit spöttischer Geste an Leon weiter, der die Herausforderung missmutig annimmt. »Das Wort heißt ›emanzipiert‹ und bedeutet *gleichberechtigt*, das heißt, gleiches Recht für alle. Frauen dürfen also alles, was wir Männer dürfen. Für uns moderne Menschen ist das ganz normal, aber früher hat man das nicht so gesehen. Frauen waren immer schon genauso schlau wie Männer, aber sie haben weniger Muskeln, also weniger Kraft. Männer haben sich lange eingebildet, durch mehr Kraft wären sie die stärkeren Menschen, und der Stärkere könnte der Schwächeren befehlen, wo es langgeht und was sie darf oder nicht darf.«

Er hofft auf eine beifällige Reaktion der Damen, aber nur Darja nickt andächtig. Immerhin ist Luca beeindruckt. »Echt jetzt?«, fragt er mit aufgerissenen Augen.

»Ja, echt! Aber das war früher, lange bevor du auf die Welt kamst. Heute kriegt bei uns jeder Ärger, der Frauen so behandelt; aber in manchen Ländern, zum Beispiel bei den Muslimen in Afghanistan, gibt es das immer noch.«

»Dann will ich mal Muslim werden«, verkündet Luca, und seine Mutter schnappt nach Luft. Er möchte wissen, ob die Frauen in der Ukraine auch manschipiert seien. »Selbstverständlich«, antwortet Stine und sieht Darja zustimmungsheischend an. »Habe ich nicht recht?«

Darja zögert drei Sekunden. »Nicht wirklich«, antwortet sie leise. »Das Weltwirtschaftsforum macht jedes Jahr Studie, das untersucht weltweit die Gleichberechtigung im Vergleich von 146 Ländern. In dem *Global Gender Gap Report* von 2022 liegt Island auf Platz eins, Deutschland auf Nummer zehn und den letzten Platz hat Afghanistan.«

»Deutschland nur auf Rang zehn?«, fragt Stine und klingt, als sei sie persönlich beleidigt worden. »Und wo seid ihr?«

Darja senkt den Blick. »Die Ukraine hat unter den 146 Ländern leider nur Platz 81.«

»Kein Wunder, dass ihr Ukrainerinnen in solchen Scharen zu uns kommt und eure Kinder mitbringt«, kommentiert Stine, und Leon hofft, dass außer ihm niemand das Aufblitzen von Schadenfreude in ihren Augen bemerkt.

Luca krabbelt unter den Tisch und sichert eine Pommes. Miriam kaut am rechten Daumennagel, und Darja sieht starr zur Wand auf das Familienfoto aus Fuerteventura.

Leon wirft seiner Frau einen warnenden Blick zu, an dem sie vorbeischaut. Er trinkt einen weiteren Schluck des noch immer zu warmen Rieslings und räuspert sich. »Mimi hat natürlich nicht unrecht«, sagt er in geübter Mediatorenmanier. »Unabhängig vom Emanzipationsgrad sollte man sämtliche hilfsbedürftigen Menschen unterstützen. Aber schließlich sind die Ukrainer für uns fast Nachbarn – und in der Nachbarschaft ist die Hilfsbereitschaft immer ein bisschen größer als gegenüber fremden Menschen.«

Darja nickt und strahlt ihn an. »Das haben Sie in meisterliche Worte gekleidet, Doc, und ich finde die Hilfe wunderbar, auch wenn sie mich manchmal ein bisschen schämt. Ich weiß, dass es den Menschen in Afghanistan und Syrien auch schlecht geht. Aber sie sind so weit weg, dass hier nix passiert, wenn dort das

Böse siegt. Das ist anders, wenn Russland die Ukraine plattmacht, dann wird aus Europa Putistan. Davor haben die Menschen Angst – und Angst macht Menschen solidarisch.«

Auf Stines Hals erblühen einige rote Flecken. »Das möchte ich so nicht stehen lassen, damit reduzieren Sie unsere Hilfsbereitschaft auf eine eigennützige Angstreaktion. Das finde ich ein bisschen undankbar. Wir unterstützen euch Ukrainer nicht, weil wir um den eigenen Arsch fürchten, sondern aus aufrichtiger Empathie! Gerade Sie sollten das eigentlich wissen.«

Darjas Gesicht zeigt keine Regung, doch sie wird etwas blasser.

»Wortwahl!«, kräht Luca. »Mami hat ›Arsch‹ gesagt! ›Arsch‹ sagt man nicht!!«

»Stimmt. Tut mir leid«, sagt Stine und schaut von Luca zu Darja. »Das sollte ich nicht sagen.«

Darja verzieht keine Miene, aber ihre Stimme klingt wie geraspeltes Eis. »Gnädige Frau, welche Worte Sie immer auch wählen, meiner Dankbarkeit können Sie stets gewiss sein.«

Stines linkes Unterlid zuckt, die Flecken an ihrem Hals dunkeln und werden scharfrandiger.

Fieberhaft zermartert sich Leon sein Hirn nach einem geeigneten Spruch, um das atmosphärische Blitzeis zu schmelzen. Doch sein Sohn ist schneller und nimmt ihm die Mühe ab.

»Wenn ich mal ›Arsch‹ sage, kriege ich Schimpfe«, schimpft Luca. »Und wenn Mami ›Arsch‹ sagt, kriegt sie Dankbarkeit.«

»Mach dir nix draus, Zwerg«, tröstet Miriam mit zuckersüßer Boshaftigkeit. »So klein, wie du bist, wird es höchste Zeit, dass du den eigenen Arsch auf die Matratze packst.«

Stine steht ruckartig auf, sie ist heute dran mit dem rotierenden Bettbringdienst. »Und du, mein Fräulein, gehst zur Strafe gleich mit ins Bett, und vorher gibst du dein Tablet und Smartphone ab.«

»Euch beide will ich nicht«, mault Luca. »Darja soll mitkommen und mir eine Geschichte vorlesen.«

»Super Idee, ich will auch lieber Darja«, sekundiert Miriam, was ihr einen verblüfften Blick ihres Bruders einträgt.

Stine gießt sich einen großen Schluck Wein in ihr Bionadeglas. »Von mir aus, macht, was ihr wollt«, sagt sie und lässt sich zurück auf den Lehnstuhl fallen. »Und Darja, Sie sorgen bitte dafür, dass die Zähne anständig geputzt werden, mindesten drei Minuten lang!« Dabei klopft sie dreimal rhythmisch mit dem rechten Zeigefinger auf die Tischplatte.

»Mindestens drei Minuten lang«, wiederholt Darja mechanisch und nickt dreimal dazu.

»Kann ich mich auf Sie verlassen?«, fragt Stine in strengem Ton.

Darja runzelt unmerklich die Brauen. »Mein Deutsch ist nicht so gut«, sagt sie mit unschuldigem Blick. »Aber finden Sie es tatsachlich wünschenswert, sich zu verlassen? In unsere Generation kriegen wir gelernt, dass es wichtig ist, bei sich zu bleiben.«

Leon will loslachen, doch ein Blick in das Gesicht der Gattin bewirkt sofortige Impulskontrolle.

»Tat*säch*lich hat man Sie dann vielleicht auch ge*lehrt*, dass es der inneren Ruhe bedarf, um bei sich zu bleiben«, antwortet Stine eisig. »Und dafür muss man darauf vertrauen können, dass eine Person, der man eine Aufgabe überträgt, diese Aufgabe auch zuverlässig ausführt.«

»Keine Sorge, Chefin«, antwortet Darja mit sanfter Stimme. »Ihr Bedarfnis ist mir Befehl.«

Glossar

Long Covid: Beschwerden (u. a. Fatigue, Schwäche, Kurzatmigkeit, Konzentrations- und Gedächtnisprobleme), die mehr als vier Wochen nach Ansteckung mit dem Coronavirus fortbestehen, sich verschlechtern oder neu auftreten und nicht mit anderen Erkrankungen in Zusammenhang stehen. Die Erkrankung dauert Wochen bis Monate, kann allerdings auch längerfristig anhalten.

Omikron: Variante von Covid-19 mit erhöhter Übertragbarkeit im Vergleich zu vorherigen Subgruppen (z. B. Delta), die meist eine Erkrankung von geringerem Schweregrad verursacht.

PCR (Polymerase-Kettenreaktion): Vervielfachung eines kleinen Teils des Erbgutes (DNA bzw. RNA). Dazu wird das Enzym DNA-Polymerase verwendet. Die Produkte vorheriger Zyklen dienen als Ausgangsstoffe für den nächsten Zyklus und ermöglichen eine exponentielle Vervielfältigung. Goldstandard im Nachweis von Viruserkrankungen.

Valium: eine psychoaktive (beruhigende) Substanz aus der Gruppe der Benzodiazepine, die u. a. zur Behandlung von Angstzuständen und zur Therapie epileptischer Anfälle eingesetzt wird.

Quellen

Statista. Verteilung der Asylbewerber in Deutschland nach Geschlecht innerhalb verschiedener Altersgruppen im Jahr 2023. https://de.statista.com/statistik/daten/studie/452165/umfrage/asylbewerber-in-deutschland-nach-geschlecht-innerhalb-altersgruppen/

World Economic Forum. Global Gender Gap Report 2022. https://www.weforum.org/reports/global-gender-gap-report-2022/

Bundesamt für Migration und Flüchtlinge. Aktuelle Zahlen. https://www.bamf.de/SharedDocs/Anlagen/DE/Statistik/AsylinZahlen/aktuelle-zahlen-januar-2023.pdf?__blob=publicationFile&v=3

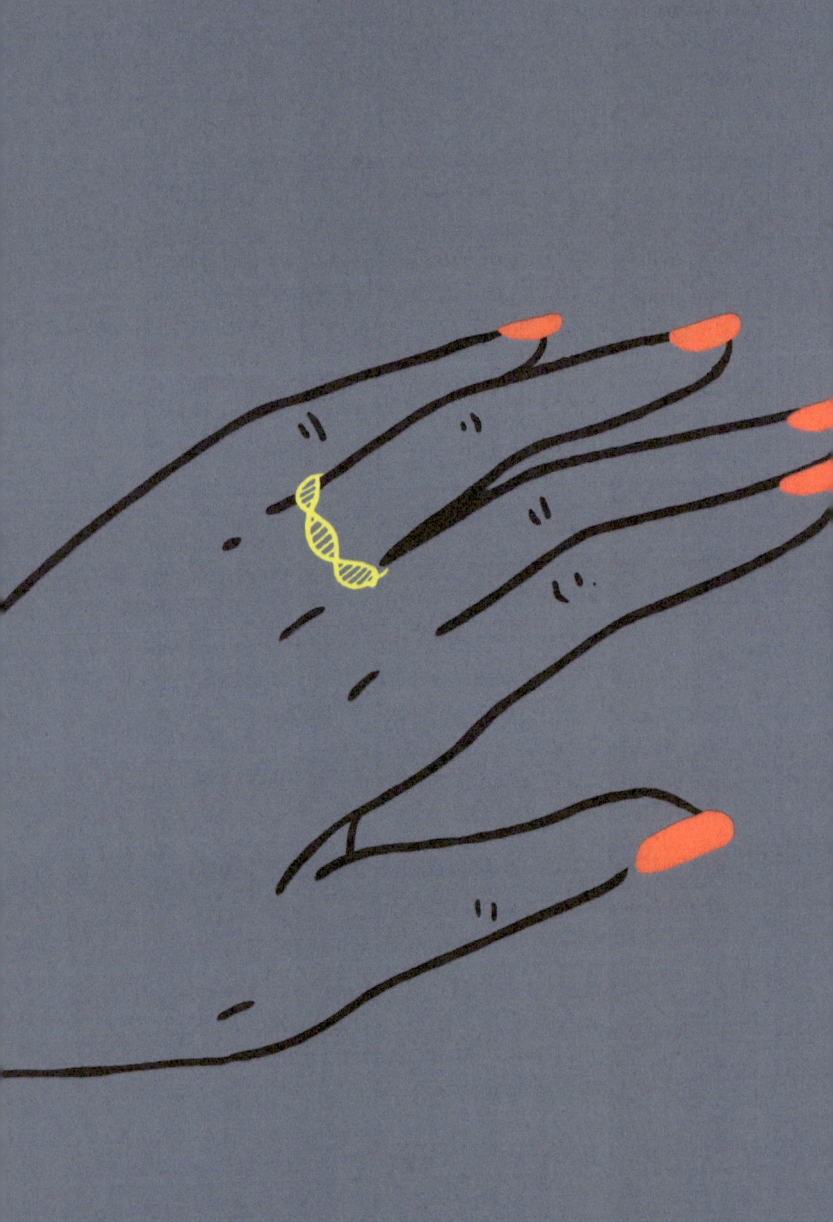

German Angst

Von	valentin.eder@uni-hamburg.de
An	hillary.anderson@nct-heidelberg.de
Betreff	**Vortrag als PDF**

Liebe Hillary,

deine Abschiedsworte nach dem Kongress waren: »Thanx for this gorgeous one-night stand.« Mit dieser charmanten Dankesbekundung hast du mir eine Frage beantwortet, die ich gar nicht stellen wollte. Schnörkellos hast du mir so vermittelt: Schön wars – aber das wars!

Solche Unverblümtheit bin ich von Frauen eigentlich nicht gewöhnt, die meisten deiner Geschlechtsgenossinnen erlebte ich bislang eher als »Wiederholungstäterinnen«. Ich habe aber kapiert, dass es deinerseits aus naheliegenden Gründen *no more stands* geben soll; schließlich hast du (im Gegensatz zu mir!) deinen Ehering selbst im Bett nicht abgenommen.

Also: Don't worry! Diese Mail ist *kein* Versuch, deine Grenzziehung zu boykottieren. Ich wollte dir nur die PowerPoint-Präsentation zu meinem Beitrag über *Epigenetik* als Tool zur rechnerischen Abschätzung des biologischen Alters und der Risiken für altersabhängige Erkrankungen* zukommen lassen, siehe Anhang. Ich darf doch annehmen, dass es gegen einen fachlichen Austausch keine moralischen Einwände gibt?!

Ich freue mich immer, wenn ich Mediziner für die Epigenetik begeistern kann, die zwar in den letzten Jahren einen echten Hype erfahren hat, aber dennoch bei den klinisch tätigen Ärzten noch nicht so richtig angekommen, sondern eher eine Spielwiese für Naturwissenschaftler geblieben ist. Das zeigte sich auch an der spärlichen Zuhörerzahl in meiner Vortragssession. Schade, denn gerade für die Krebsforschung kann die Epigenetik neue Dimensionen eröffnen; ebenso wie für die Volkskrankheiten Adipositas* und Diabetes, aber auch für psychiatrisch relevante Störungen.

Außerdem liefert die epigenetische Forschung manches Missing Link zwischen Natur- und Geisteswissenschaften. Kürzlich las ich in einem Buch mit dem Titel *Above the Gene: ... Epigenetics ... a privileged playground for philosophers of science interested in the dynamics of biology.* (Kann ich dir gerne leihen.)

Endlich ist das Märchen vom Tisch, wir seien nur ein Produkt unserer Gene* und alle physischen und charakterlichen Eigenschaften würden bereits bei der Zeugung so weit festgelegt, dass weder die Erziehung noch wir selbst sie maßgeblich beeinflussen könnten.

Die Epigenetik nimmt der Vererbungslehre den Schrecken der Endgültigkeit. Da epigenetische Veränderungen den Aufbau der DNA* unberührt lassen, sind sie bei Änderung der Umwelteinflüsse grundsätzlich reversibel.

Immer wieder hört man Fallbeispiele von adoptierten Kindern, die sich trotz maximaler Zuwendung und Förderung ihrer Adoptiveltern zu Soziopathen entwickeln. Natürlich können Erbanlagen so dominant sein, dass sie sich unter allen Umständen durchsetzen. Man sollte daraus jedoch nicht die Schlussfolgerung ziehen, dass sich Veranlagungen (z. B. Charaktereigenschaften der leiblichen Eltern wie Aggressivität oder Anfälligkeit für Sucht) weitgehend unabhängig von den Lebensumständen manifestieren, denn diese Annahme verleitet dazu, Menschen mit schwierigem sozialem Background wenig Chancen zur Bildung und Integration in die Gesellschaft zu ermöglichen. Vielmehr ist davon auszugehen, dass manche Gene zwar weitergegeben werden, je nach Einflüssen des Umfeldes (Stress oder Geborgenheit) aber entweder aktiviert oder stummgeschaltet werden. Aus dieser Hypothese ergibt sich eine weitere ethische Dimension der Epigenetik: Wenn durch persönliche Erfahrungen oder Umwelteinflüsse die Genexpression* beeinflusst wird und Veränderungen im Erbgut entstehen, die wir an künftige Generationen weitergeben – bedeutet das dann nicht auch eine Verantwortung für die eigene Lebensgestaltung? Und für Politiker die Verpflichtung, ihren Bürgern halbwegs zufriedenstellende Lebensumstände zu ermöglichen?

Dass du dich für die Epigenetic Clock* interessierst, freut mich, ist jedoch keinesfalls altersentsprechend: Deine epigenetische Uhr zeigt mit Sicherheit eine große Diskrepanz zwischen chronologischem und biologischem Alter. Wüsste ich nicht, dass du Fachärztin für Onkologie bist (und wie lange diese Ausbildung dauert), würde ich dich auf höchstens Mitte zwanzig schätzen; wobei du nach meinem Gefühl zu jenen privilegierten Frauen gehörst, die auch in der Postmenopause noch bei sämtlichen Männern die Hirndurchblutung zuerst herzwärts und dann weiter südlich umleiten ...

Falls du zu dem Vortrag Fragen hast: Please contact me anytime!

Mit einer kollegialen Umarmung
Valentin

Von	hillary.anderson@gmx.de
An	valentin.eder@web.de
Betreff	**Re: Vortrag als PDF**

Hi Valentin,

vielen Dank für die Übersendung deines Vortrages. Obwohl mir deine persönliche Präsentation durch die rhetorische Brillanz des attraktiven Speakers großen Spaß bereitete, war dennoch die Lektüre mit keiner

Ablenkung ein zusätzlicher Gewinn für mich und ließ mich manche Sachverhalte noch richtiger verstehen.

Ich wusste vorher nicht, dass die epigenetische Forschung Biomarker* identifiziert, die eine Einschätzung des biologischen Alters, der Lebenserwartung sowie der verbleibenden gesunden Lebensspanne ermöglichen – und sogar Voraussagen darüber, wann und mit welcher Wahrscheinlichkeit man an Krebs oder an Alzheimer erkrankt. Bislang hatte ich nur darüber gelesen, dass die sogenannte Methylierung* in der Epigenetik eine Rolle spielt, indem Moleküle, die chemisch an die DNA andocken, ein Gen entweder einschalten oder ausknipsen können, ohne die DNA selbst zu verändern. In der Klinik muss ich als Stationsärztin in der Onkologie manchmal den Methylierungsstatus bei Hirntumorpatienten mit Glioblastom* bestimmen lassen. Wenn diese Untersuchung ohne Befund, also der Status negativ ist, verschlechtert sich die Prognose, weil eine Chemotherapie nicht so gut die Teilung der Tumorzellen hemmen kann.

Wirklich illuminierend fand ich, dass die Epigenetik der Vererbungslehre den *Schrecken der Endgültigkeit* wegnimmt. Wie passt sie zur Evolutionstheorie*? Hat man nicht früher geglaubt, die Weiterentwicklung einer Spezies würde überwiegend durch zufällige oder durch äußere Einflüsse (chemisch oder Strahlen) verursachte Veränderungen im Erbgut bewirkt? Zum Beispiel ein grünes Froschtier, das durch Genmutation* braune

Spots kriegt? Durch die Selektion werden sich die fleckigen Frösche in der Folge gegenüber einfarbigen Artgenossen durchsetzen, falls sie einen Überlebensvorteil haben, zum Beispiel weil sie für Raubvögel schlechter zu detektieren sind?

Aber noch faszinierender finde ich das Missing Link zwischen Biologie und Psychologie. Ich habe gelesen, dass Traumafolgen wie etwa Angststörungen über mehrere Generationen »vererbt« werden können, zum Beispiel bei Holocaust-Überlebenden – auch wenn sie mit den Traumatisierten keinen persönlichen Kontakt hatten, also nicht durch deren Verhalten beeinflusst sein können. Wie passiert solches, oder gibt es wirklich ein kollektives Gedächtnis*, wie das C. G. Jung hypothetisiert hat?

Kannst du dir auch vorstellen, dass die berühmte *German Angst* ein epigenetisches Phänomen ist? Meine Mom hat mir mal etwas vorgelesen von einer deutschen Journalistin, die über die Folgen des Krieges geschrieben hat, *German Angst* sei eine *Mischung aus Mutlosigkeit und Zögerlichkeit, gepaart mit Zukunftsängsten und einem extremen Sicherheitsbedürfnis.*

Dazu komplementär gibt es in USA übrigens ein weiteres Klischee über die Deutschen, die *German Assertiveness*, was Selbstbehauptung bedeutet.

Danke für deine Bemerkung über mein biologisches Alter, ich nähere mich mit 32 Jahren der Lebensphase, in der es zum Kompliment wird, wenn man ein jüngeres Aussehen bescheinigt wird. How about U? Ich wusste nicht, ob deine Ausführung meiner postmenopausalen Fähigkeiten zur Umleitung männlicher Hirnperfusion* Richtung Süden eine *Titillation* ist, wie wir sagen, das klingt nicht so humorlos wie das deutsche Wort »Anzüglichkeit«. Dass du aber vorher den Blutfluss noch über das Herz gelenkt hast, legt die Verdächtigung nahe, du könntest ein verdeckter Romantiker sein.

Der Terminus »Unverblümtheit« war mir neu. Was für ein lustiges Wort und viel poetischer als *Bluntness* in English. Ich fand es amüsierend, dass du Unverblümtheit bei Frauen ungewöhnlich findest. Liegt das an deinen Gewohnheiten bei der Partnerinnenwahl – oder ist dein Frauenbildnis an diesem Punkt ein bisschen antik? Ich gratuliere dir, dass die Frauen in deinem Bett stetig zu Wiederholungstäterinnen werden! Vielleicht liegt es daran, dass du dort deinen Ehering abnimmst?!

Auch falls du ein Macho sein würdest, fände ich es nichtsdestotrotz (auch so ein lustiges deutsches Wort!) angenehm, wenn wir den Austausch fortsetzen.

Warm regards

Hillary

Von	valentin.eder@uni-hamburg.de
An	hillary.anderson@gmx.de
Betreff	**Epigenetik und German Angst**

Liebe Hillary,

über deine prompte Antwort habe ich mich gefreut, ebenso darüber, dass dir der Vortrag auch in zweiter Lesung nicht langweilig war. Die *epigenetische Uhr* hast du nicht nur richtig verstanden, sondern die Aussagen auch sprachlich so präzise zusammengefasst, dass man das so in jedem deutschsprachigen Artikel schreiben könnte. Deine humorvolle Art, das eigene Alter zu kommentieren, zeigt, wie zielsicher dein Vorname gewählt wurde. You are indeed a hilarious girl!

Wo und wie hast du als Amerikanerin so perfekt Deutsch gelernt?

Die Traumavererbung ist wirklich ein spannendes Forschungsfeld. Deine Frage, ob die *German Angst* ein epigenetisches Phänomen sein könnte, ist sehr interessant und beschäftigt u. a. die Wissenschaftler der Max-Planck-Gesellschaft schon länger. Im Jahr 2011 hat deren damaliger Präsident, der Zellbiologe Peter Gruss, in einer Festrede ein flammendes Plädoyer wider die *German Angst* gehalten – übrigens wenige Monate nach Fukushima und in Anwesenheit der Bundeskanzlerin! Gruss zitierte die These eines Kollegen vom Max-Planck-Institut für Psychiatrie, der postulierte, diese

German Angst sei epigenetisch erklärbar, indem Eltern und Großeltern ihre traumabedingten Wesensänderungen tatsächlich an uns weitergegeben haben.

Allerdings machen mich pauschale Zuschreibungen immer skeptisch. Gerne werden für die Beschreibung typischer Eigenschaften von Menschen anderer Nationen Klischees verwendet. Beispielsweise sind Franzosen angeblich Genießer, Holländer Käsefresser – und die Germans haben eben Angst.

Wie du richtig angemerkt hast, gibt es zum Thema transgenerationaler Traumaweitergabe bei Holocaust-Überlebenden die umfangreichsten Studien und somit die meisten Daten. Dabei wurde auch die Frage diskutiert, ob Menschen jüdischer Herkunft mit ihrer jahrhundertelangen Geschichte der Verfolgung und Vertreibung insgesamt eine Disposition für Depressionen oder Angststörungen aufweisen.

Weniger bekannt sind Untersuchungen der transgenerationalen Traumaforschung bei anderen Bevölkerungsgruppen, beispielsweise bei Aleviten, von denen bei dem berüchtigten Dersim-Massaker 1937/38 in der Westtürkei über 70.000 Menschen ums Leben kamen. Auch bei deren Nachkommen zeigten sich in strukturierten Interviews über Generationen hinweg schwere psychische Dysfunktionen, wie sie für posttraumatische Belastungsstörungen typisch sind. Ich sende dir den Artikel im Anhang. Allerdings liefern auch standardisierte Befragungen mit seriöser Statistik keine naturwissenschaftliche Erklärung, wie und wodurch bestimmte Störungen über Generationen weitergegeben werden. Hier hat die Epigenetik biochemische und molekularbiologische Parameter identifiziert, zum Beispiel die von dir angesprochene Methylierung. So hat man bei Patienten mit Depressionen sowohl im Blut als auch im Gehirn Verstorbener eine solche DNA-Methylierung nachgewiesen, unter anderem an dem Gen, das für den Serotonintransport zuständig ist: Ein erniedrigter Spiegel des »Stimmungshormons« Serotonin galt früher als wesentlicher Faktor bei der Entstehung von Depressionen und führte zur Entwicklung der SSRI*. Diese sind nach meiner Kenntnis noch immer die meistverwendeten Antidepressiva, obwohl man heute weiß, dass die Ursachen komplexer sind. So wurde als weiterer Marker für Depressionen, posttraumatische Belastungsstörungen und Burn-out die Substanz BDNF* (Brain-Derived Neurotrophic Factor) identifiziert, ein Wachstumsfaktor, der bei diesen Patienten oft erniedrigt ist. Die Expression des entsprechenden Gens regelt die Neubildung von Nervenzellen im Gehirn, vor allem im Hippocampus*, der für Lernen und Gedächtnis verantwortlich ist und bei oben angegebenen Erkrankungen mitunter schrumpft.

Du hast erzählt, dass du regelmäßig joggst, so könnte dich vielleicht auch interessieren, dass körperliche

Anstrengung den Serumspiegel von BDNF erhöht. Man vermutet, dass dieser Mechanismus für den stimmungsaufhellenden Effekt des Sportes verantwortlich ist und damit auch der nachweisbar schützende Effekt von Sport vor manchen neurodegenerativen Erkrankungen und Demenz erklärt werden kann.

Genug gefachsimpelt, erlaube mir zum Schluss noch eine persönliche Anmerkung. Sorry, wenn ich in meiner Mail machomäßig rübergekommen bin. Der Spruch mit den Wiederholungstaten sollte keinesfalls eine Prahlerei mit irgendwelchen Eroberungen sein. Wahrscheinlich war ich ein bisschen narzisstisch gekränkt und etwas schockiert von der Beiläufigkeit unseres Abschieds und dem Wort »One-Night-Stand«. Bei Wikipedia ist ein solcher definiert als: *Einmalige sexuelle Begegnung. Im Mittelpunkt steht in der Regel die Erfüllung gegenseitiger sexueller Bedürfnisse, nicht jedoch die Absicht des Aufbaus einer Beziehung.*

Es stimmte mich ein wenig traurig, dass damit unsere Nacht auf Sex reduziert wurde; und gerade weil es für mich ein einmalig schönes Erlebnis war, habe ich deine Festschreibung der Einmaligkeit durch den Begriff »One-Night-Stand« bedauert. Natürlich bereue ich nichts von dem, was wir getan haben – ganz im Gegenteil. Aber doch ein wenig, dass wir so wenig zum Reden kamen. Mich hatte diese erotische Begegnung neugierig gemacht, die Person in diesem atemberaubenden Body näher kennenzulernen. Aber wie schon gesagt: Ich respektiere deine Grenzziehung, was mich zu deiner sarkastischen Bemerkung über meinen Ehering kommen lässt. Es ist gewissermaßen ein Ex-Ring, den ich nach einer recht unerfreulichen Scheidung aus alter Gewohnheit noch nicht abgelegt habe. Ich gestehe schamhaft, dass ich es bislang auch nicht schlecht fand, dass er einen gewissen Schutz vor bindungsfreudigen Frauen bietet. In deinem Fall habe ich es allerdings tief bedauert, mir diesbezüglich keine Gedanken machen zu müssen/dürfen.

Sei herzlich umarmt
Valentin

Von	hillary.anderson@gmx.de
An	valentin.eder@web.de
Betreff	**Re: Epigenetik und German Angst**

Lieber Valentin,

danke für den interessanten Artikel und deine Erläuterungen der Bedeutung von Epigenetik; ich kann von dir wirklich neue Betrachtungsweisen der Zusammenhänge zwischen Biologie, Psychologie und Lebensumständen lernen. Auch bist du talentiert, komplizierte

Dinge einfach zu erklären. Habe ich das richtig verstanden, dass dein Background Biologie ist, oder bist du auch Genetiker?

Ich hoffe, dass ich dich als Deutschen mit der *German Angst* nicht gekränkt habe. Klar gebraucht man zu viele Klischees. Man kann auch fragen, warum der Krieg gerade die Deutschen so ängstlich machen sollte. Die Kriegstraumata haben auch andere Nationen erlitten, ebenso Repressionen in eigenem Land durch brutale Diktatoren. Let me speculate: Könnte der Unterschied sein, dass Deutschland den Krieg verloren hat – und dann auch noch eine weltweite Verachtung verdauen musste? Dass Demütigung depressiv machen kann, ist bekannt, und dass man eine Wiederholung vermeiden möchte, ist naheliegend. Vielleicht wollt ihr einfach nichts falsch machen, und deshalb dauern eure Waffenlieferungen nach Ukraine ein bisschen länger?

Es wird sehr aufschlussreich sein, in einigen Jahrzehnten zu erforschen, welche Nebenwirkungen der Krieg in Ukraine oder der Terror in Syrien und Afghanistan auf die künftigen Generationen haben wird. Sehr interessant würde ich auch Untersuchungen zu den Effekten von Klimakatastrophen finden. Weißt du da etwas, oder ist es dafür zu früh, weil der Klimawandel noch zu jung ist?

Ich habe noch eine Frage: Wenn es möglich ist, genetische Eigenschaften epigenetisch zu verändern, warum sind sich Zwillinge total ähnlich, auch wenn sie getrennt groß werden?

Du fragst, wo ich so perfekt Deutsch gelernt habe; das ist schmeichelhaft geschwindelt, noch immer mache ich zu viele Fehler. Meine Mutter ist Deutsche, aber als sie zu meinem Dad (Sanitätsoffizier der US Army) von ihrem Dorf (bei Ramstein) nach Dallas zog, wollte sie eine 200-prozentige Amerikanerin sein und hat deshalb nicht oft mit mir Deutsch geredet. Allerdings ist sie in Texas immer *the German* geblieben und nach Dads Tod zurück in die Pfalz gezogen. Da ich sie nicht allein lassen wollte und irgendwann mein Herz für Heidelberg verloren habe, bin auch ich nach hier gekommen.

Es tut mir leid, dass du eine *unerfreuliche* Scheidung durchleben musstest. Wahrscheinlich gibt es überhaupt nie eine erfreuliche Trennung, weil Familie ist doch immer das Wichtigste im gesamten Leben, speziell, wenn es Kinder gibt? Jetzt verstehe ich das mit deinem Ehering anders, aber ich finde es nachvollziehbar, dass du den Schutz vor all den bindungssuchenden Frauen wertschätzt.

Übrigens: *Meinen* Ring nehme ich fast nie ab, das haben meine beste Freundin und ich einander geschworen, wenn wir sechzehn waren. Damals hatte er noch einen winzigen Stein aus Zirkonium, der ist inzwischen herausgeplatzt, deshalb drehe ich diese Stelle immer nach unten. Mit siebzehn wurde Sally leider von einem Truck überfahren.

Liebe Grüße
Hillary

Von valentin.eder@uni-hamburg.de
An hillary.anderson@gmx.de
Betreff **Familiengedöns**

Liebe Hillary,

vielen Dank für deine Mail, über die ich mich sehr gefreut habe, auch über deine Fragen, die genau die entscheidenden Probleme ansprechen.

Zum Klimawandel gibt es zwar keine Untersuchungen am Menschen, wohl aber interessante tierexperimentelle Daten. Hier ein Beispiel von vielen: Für Genetiker dient ein Fadenwurm namens Caenorhabditis elegans* aufgrund seiner forschungsfreundlichen biologischen Eigenschaften häufig als Modellorganismus. Diese Würmer wurden in einer Studie einmalig einer erhöhten Temperatur von 25 Grad Celsius (gegenüber den üblichen 20 Grad) ausgesetzt. Epigenetische Veränderungen waren über sieben (!) nachfolgende Generationen nachweisbar. Natürlich sind solche Ergebnisse nicht eins zu eins auf den Menschen übertragbar, sie geben aber einen deutlichen Hinweis darauf, dass Klimakatastrophen epigenetisch relevant sein könnten.

Zu den Zwillingen: *Total ähnlich* sind nur die eineiigen, bei zweieiigen entspricht die Ähnlichkeit der von sonstigen Geschwistern. Allerdings haben einige Untersuchungen gezeigt, dass sich auch eineiige Zwillinge mit dem Lebensalter zunehmend auseinanderentwickeln, und zwar umso deutlicher, je stärker sich die Lebensbedingungen unterscheiden. Der Grund dafür ist eine im Laufe der Jahre zunehmende Veränderung der epigenetischen Muster.

Zu meinem beruflichen Background: Ich habe sechs Semester Philosophie studiert, bevor ich feststellte, dass mir das allein zu theoretisch war und mich der Molekularbiologie verschrieb.

Damit sind wir beim persönlichen Teil. Da du hinter deine Aussage über die Wichtigkeit der Familie »speziell, wenn es Kinder gibt« ein Fragezeichen gesetzt hast, nehme ich an, dass du eine Antwort erwartest. Ja, ich habe ein Kind, Chiara, 15 Jahre alt und mitten in der Eltern-sind-scheiße-Phase. Als ich ihr sagte, dass ich sie liebe, sie sei schließlich meine Tochter, lachte sie mich aus; sie fand, dieses *Familiengedöns* sei *outdated* und eine Konvention von Spießern, die meinten, es gehöre sich nicht, Eltern, Kinder oder Geschwister *nicht* zu lieben. Andererseits sei es Narzissmus, ich hätte ihr ja beigebracht, die genetische Verwandtschaft bewirke eine Übereinstimmung mancher Eigenschaften. Chiara meinte, diese verursache bei eitlen Menschen ein *Fake-Feeling*.

Ich liebe meine schlaue Tochter natürlich trotzdem, zumal ich zugeben muss, dass sie nicht ganz unrecht hat: Narziss verliebt sich beim Blick in den Teich in sein Spiegelbild, ohne sich zu erkennen – und ist beglückt, dass ein anderer so zu sein scheint wie er selbst.

Übrigens: Ich habe zwischenzeitlich meinen Ehering endgültig abgelegt.
Dass dein Ring »nur« ein Freundschaftsring ist, hat mir einen kleinen Endorphinschub* versetzt, auch wenn noch immer der One-Night-Stand im Raum steht. Muss ich weiterhin davon ausgehen, dass das eine Festschreibung der Einmaligkeit dieses (umwerfenden) Events war, oder darf ich hoffen, dass deine Bemerkung eine Wiederholung nicht ausschließt?
Sei herzlich umarmt
Dein Valentin

Von	hillary.anderson@gmx.de
An	valentin.eder@web.de
Betreff	**Re: Familiengedöns**

Lieber Valentin,

der letzte Satz deiner Mail klingt ein wenig, wie deutsche Juristen sprechen. (Ich sage jetzt nicht *German Angst*.) Lernen wir nicht aus praktischer Lebenserfahrung, dass man nur selten etwas ausschließen kann? Oder ausschließen *soll,* speziell, wenn das respektive Event, wie du sagst, *umwerfend* war, was ich übrigens auch fand. Bei uns nennt man das *mind-blowing.* (Das hat nichts mit dem gleichnamigen Job zu tun …)

By the way: Mein Spruch vom One-Night-Stand war rein deskriptiv und sollte nur den damals aktuellen Status von unserer Begegnung beschreiben …

Wann sollen wir eine Zweimaligkeit planen?

Kiss Hillary

Glossar

Adipositas: eine über das Normalmaß hinausgehende Vermehrung des Körperfetts mit BMI >30 (kg/m2).

BDNF (Brain-Derived Neurotrophic Factor): insulinähnlicher Wachstumsfaktor im Gehirn, der die Neubildung von Nervenzellen fördert. Bei Depressionen und Burn-out ist der Spiegel oft erniedrigt.

Biomarker: Moleküle (Proteine, Hormone usw.), die in Körperflüssigkeiten oder Gewebe laborchemisch nachgewiesen werden und als Indikatoren z. B. für Umweltbelastungen oder Krankheiten dienen.

Caenorhabditis elegans: Fadenwurm aus der Gruppe der Rhabditiden, der Entwicklungsbiologen und Genetikern als Modellorganismus dient.

DNA (DNS): Desoxyribonukleinsäure, die Erbsubstanz im Zellkern. Trägt alle Merkmale, die die Erscheinung (Phänotyp) von Lebewesen ausmachen. Aufgebaut wie eine Strickleiter, deren Seile aus Zuckern und Phosphaten bestehen und deren Sprossen durch die Basenpaare Adenin/Thymin und Cytosin/Guanin verbunden sind. Die DNA-Stränge sind spiralförmig umeinandergewunden und bilden die sogenannte Doppelhelix.

Endorphine: körpereigene Substanzen, die von der Hirnanhangsdrüse im Gehirn ausgeschüttet werden und Wohlbefinden auslösen, beispielsweise durch Ausdauersport, Lachen oder ein gutes Essen.

Epigenetic Clock (epigenetische Uhr): Test, der die Konzentration verschiedener Biomarker (v. a. DNA-Methylierung) erfasst, die eine Abschätzung des biologischen Alters ermöglichen. Entwickelt von Steve Horvath im Jahr 2013.

Epigenetik: wissenschaftliche Disziplin zur Erforschung der Faktoren, die die Aktivität eines Gens und damit die Entwicklung der Zelle zeitweilig festlegen. Die Epigenetik untersucht die Änderungen der Genfunktion, die nicht auf Veränderungen der Sequenz der DNA durch Mutation beruhen und dennoch an Tochterzellen weitergegeben werden.

Evolutionstheorie: wissenschaftliche Beschreibung der Veränderung und Entwicklung biologischer Arten über die Zeit, mit Anpassung an veränderte Umweltbedingungen und damit besseren Überlebenschancen.

Gen: ein Abschnitt auf der DNA, der Grundinformationen für die Entwicklung von Eigenschaften eines Individuums enthält.

Genexpression: Ausmaß, in dem ein Gen bzw. eine bestimmte genetische Information zum Ausdruck kommt und in Erscheinung tritt.

Genmutation: spontan entstehende oder künstlich (z. B. durch Strahlung oder chemische Substanzen) erzeugte dauerhafte Veränderung des genetischen Materials einer Zelle.

Glioblastom: bösartiger Hirntumor mit sehr schlechter Prognose.

Hippocampus (»Seepferdchen«): Gehirnregion im limbischen System. Arbeitsspeicher des Gehirns und Schaltstelle zwischen Kurz- und Langzeitgedächtnis. Einer der wenigen Bereiche im Gehirn, in dem lebenslänglich neue Nervenzellen gebildet werden.

Hirnperfusion: Durchblutung des Gehirns.

Kollektives Gedächtnis: gemeinsame (kollektive) Gedächtnisleistung einer Gruppe, z. B. eines Volkes oder einer sozialen/ kulturellen Gruppierung. Diese bestünde nach C. G. Jungs Hypothese neben dem individuellen Gedächtnis.

Methylierung: chemische Veränderung an der DNA, bei der Methylgruppen durch Enzyme auf ausgewählte DNA-Basen übertragen werden und so die Aktivität von Genen steuern.

SSRI (Selektive Serotonin-Wiederaufnahme-Inhibitoren): Medikamente zur Behandlung und Prophylaxe von Depressionen, Angststörungen, Zwängen sowie posttraumatischen Belastungsstörungen.

Quellen

Hime, Gary R et al.: Alternative models for transgenerational epigenetic inheritance: Molecular psychiatry beyond mice and man. *World Journal of Psychiatry* vol. 11, 10: 711–735. 19 Oct. 2021. https://doi.org/10.5498/wjp.v11.i10.711

Holler, Moritz: Deutschlandfunk 2016: Buch von Sabine Bode – Die Wurzeln der „German Angst". https://www.deutschlandfunk.de/buch-von-sabine-bode-die-wurzeln-der-german-angst-100.html

Kellermann, NP: Epigenetic transmission of Holocaust trauma: can nightmares be inherited? *Israel Journal of Psychiatry and Related Sciences* 2013; 50 (1): 33–39.

Kizilhan, JI et al.: Transgenerational Transmission of Trauma across Three Generations of Alevi Kurds. *International Journal of Environmental Research and Public Health* 2021; 19 (1): 81. https://doi.org/10.3390/ijerph19010081

Gruss, Peter: Rede des Präsidenten zur Festversammlung der Max-Planck-Gesellschaft am 9. Juni 2011 anlässlich der 62. Jahresversammlung der Max-Planck-Gesellschaft.

Oblak, Lara et al.: A systematic review of biological, social and environmental factors associated with epigenetic clock acceleration. *Ageing Research Reviews* vol. 69 (2021): 101348. https://doi.org/10.1016/j.arr.2021.101348

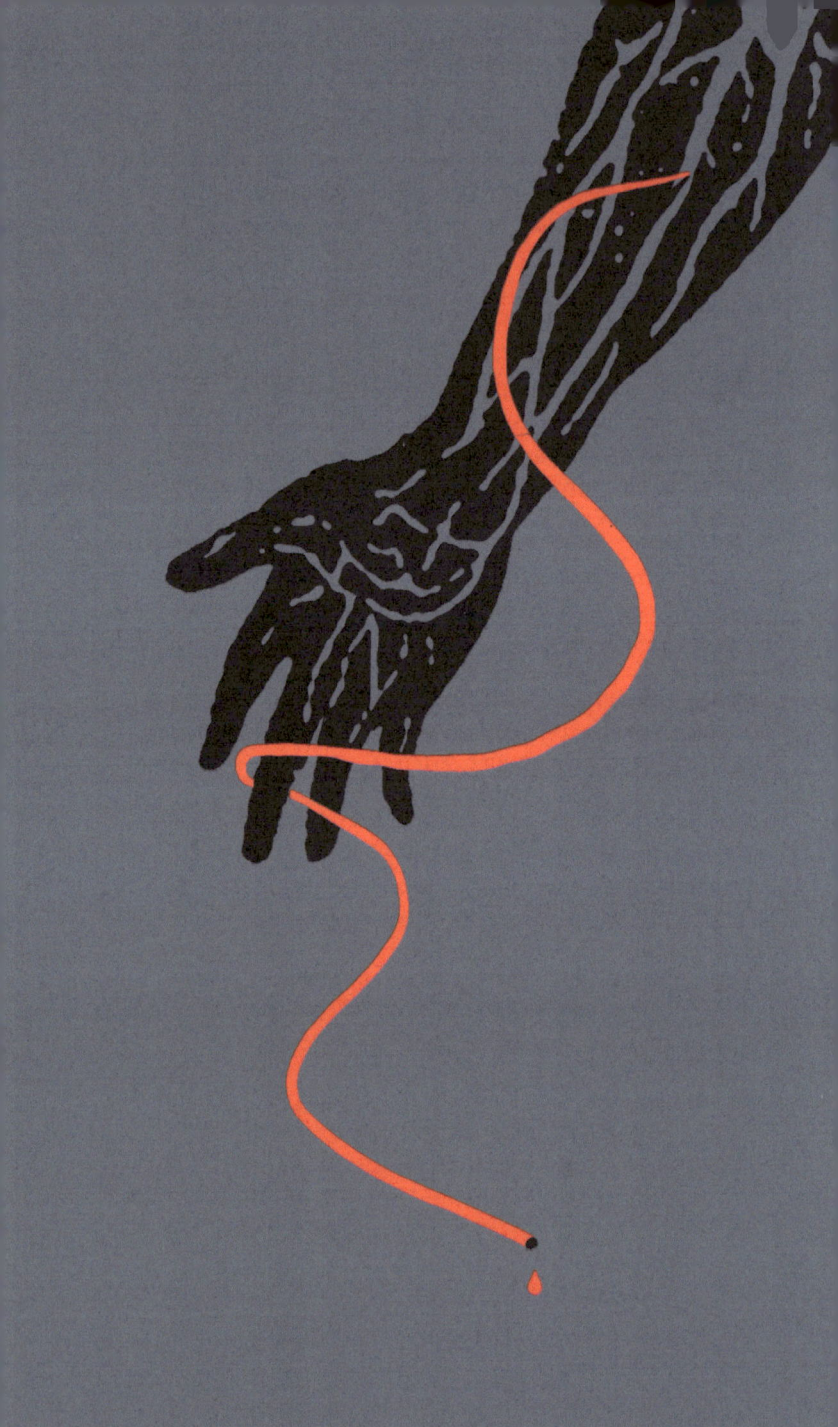

So ähnlich wie Trumps Frau

Schon auf dem Gang ihrer Station hört sie das Telefon schrillen. Im Arztzimmer wirft Karin den Rucksack auf die Untersuchungsliege, zerrt den Fahrradfäustling von der rechten Hand und greift nach dem Hörer. Ines, die Stationsschwester. Ob sie Frau Doktor kurz sprechen könne. Persönlich. Dringend.

»Hat das nicht Zeit, bis ich umgezogen bin?« Morgens braucht Karin einen Augenblick Ruhe vor dem Tagestrubel. Und möglichst einen Kaffee. Als sie in den Kittel schlüpft, stürmt Schwester Ines ins Dienstzimmer, drückte Karin eine Keramiktasse mit Kaffee in die Hand und fordert sie auf, sich zu setzen. Karin nimmt die Tasse in beide Hände und bleibt stehen. »Danke! Was gibt es zu beichten?«

Ines schaut an ihr vorbei. »Wie kommen Sie denn darauf?«

»Seit zwei Jahren bin ich Stationsärztin, haben Sie mir jemals einen Kaffee gebracht?«

»Bitte, Frau Doktor, setzen Sie sich!«, wiederholt Ines. »Es ist etwas Trauriges passiert. Beim Rundgang zum Fiebermessen hat die Nachtschwester am frühen Morgen Frau Dr. Stern tot in ihrem Bett aufgefunden ... Dabei hat die Patientin noch beim letzten Check kurz nach Mitternacht friedlich geschlafen.«

Karin fällt der Kaffeelöffel aus der Hand. »Das kann nicht sein, gestern Abend war ich noch bei ihr, da ging es ihr blendend.«

Die Schwester hebt den Kaffeelöffel vom Boden auf und reicht ihn Karin; die bedankt sich und steckt den Löffel in den Mund. Wie durch einen Wattenebel hört sie, die Angehörigen seien im Zimmer der Patientin, der Sohn latent vorwurfsvoll, ob sie Frau Doktor als Zeugin begleiten solle. Karin lehnt dankend ab.

Doch nicht Henny! Zwar ist das Sterben alltäglich in der Onkologie, meist kommt der Tod nicht überraschend, doch bei Henny schien er nicht akut in Sicht. Noch nicht. Was hatten sie übersehen?

Henny, früher ihre Hausärztin, nun ihre Patientin seit zwei Jahren. Diagnose: diffus großzelliges B-Zell-Lymphom* ICD-10-Code*: C83. Als sie Karin bei der Aufnahme mit »Frau Doktor« ansprach, hatte die protestiert, sie solle doch bitte beim Du bleiben, so wie früher.

Früher – das war Karins Kindheit, damals hatte Henny die gesamte Familie ärztlich betreut. Über Jahrzehnte wurde alles, was wehtat, wieder gut, wenn Henny sich dessen annahm. *Cariño* hatte sie Karin bei der ersten Spritze genannt und sie beim Piksen mit der Erklärung abgelenkt, das heiße *Liebling* auf Spanisch. Henny war es auch gewesen, die Karin auf dem Rückweg in ihre Körperlichkeit begleitete, als sie in der Pubertät in eine Phase der Magersucht abzudriften drohte. Und Henny hatte sie beim ersten heftigen Liebeskummer in den Arm genommen. »Tut mir leid, Cariño, dagegen helfen keine Pillen, aber es gibt eine Medizin, die wirkt immer: ein neuer Lover.«

Auf Karins Bitte, sie weiterhin zu duzen, hatte Henny vor zwei Jahren geantwortet: »Nur wenn du es auch tust.« Sie hatten gemeinsam gelacht und für einen Moment das Damoklesschwert der Diagnose vergessen. Dann war Henny wieder ernst geworden. »Sei bitte ehrlich, falls du dich befangen fühlst, deine alte Hausärztin zu behandeln. Ich habe volles Verständnis, wenn du die Therapie nicht selbst übernehmen willst!«

»Quatsch, Henny! Früher *du*, ab jetzt *ich*!«

Chemotherapie und Bestrahlung hatten zu einer Vollremission* geführt, jedoch nur für ein knappes Jahr. Mit stoischem Optimismus stand Henny die zweite Behandlung durch. Erst vor Kurzem, als man anlässlich einer beginnenden Lähmung einen Befall von Kleinhirn und Hirnhäuten festgestellt hatte, geriet ihr Kampfgeist ins Wanken. Nach längeren Gesprächen mit ihrem Sohn Georg und der Tochter Angelika hatte Henny jedoch beschlossen, sich weiter behandeln zu lassen, um »noch ein bisschen Zeit zu schinden«.

Erneut schien die Therapie anzuschlagen. Bis zur kürzlichen Aufnahme war es Henny gut gegangen.

Karin trinkt den Kaffee aus und zieht sich um. Fährt den Computer hoch und klickt sich in die Akte Dr. Henriette Stern.

In der Vorwoche war die Patientin mit dem Verdacht auf eine akute Blutung im Magen-Darm-Trakt eingeliefert worden, mit einem Hämoglobinwert von sieben Gramm pro Deziliter, nachdem er zwei Wochen zuvor noch bei zwölf gelegen hatte. Abgesehen von dem Mangel an rotem Blutfarbstoff waren die Laboruntersuchungen ohne Befund, auch gab es keinen Hinweis auf tumorbedingtes Versagen des Knochenmarks. Die gynäkologische Untersuchung war ebenfalls unauffällig. Auf Nachfrage gab Henny zu, sie habe schon eine Weile ein bisschen Teerstuhl* gehabt, aber vermutet, das komme von den neuen Eisentabletten oder vom häufigen Nasenbluten; deshalb habe sie es nicht weiter beachtet. Auch die HNO-Kollegen konnten nichts finden.

Karin hatte nachgehakt, der charakteristische Teerstuhlgeruch könne ihr auf der Toilette doch wohl nicht entgangen sein? Henny hatte nur gelacht.

»Wer hängt schon den Kopf über die Schüssel und beschnuppert seine Produktionen?«

»Bitte *was* hast du noch mal studiert?!«, hatte Karin sie gefragt und bloß ein versonnenes Lächeln geerntet.

In Zimmer 17 liegt ein Hauch von Hennys Parfum in der Luft und mischt sich mit dem Duft der Aromalampe, die brandschutzkonform auf dem Nachttisch leuchtet, eine Alternative zu den verbotenen Kerzen.

Henny hält eine weiße Orchideenblüte in den gefalteten Händen. Sie trägt ihren türkisfarbenen Seidensatin-Pyjama und sieht unglaublich friedlich aus – ein Eindruck, den selbst die Bandage nicht stört, mit der man ihr das Kinn hochgebunden hat, um das Offenstehen des Mundes zu verhindern.

Georg, Hennys Sohn, sonst stets businessmäßig gekleidet, trägt ein gestreiftes Jackett und eine karierte Hose, die Krawatte sitzt schief, und er ist unrasiert. Augen und Gesicht der Tochter Angelika sind tränenverquollen, ihr schwarzer Zopfmusterpulli verbirgt zeltartig die schmale Gestalt, und die Haare hat sie achtlos mit einem Gummi zusammengerafft.

»Gestern habe ich noch mit Mutter telefoniert.« Sie wickelt ein Papiertaschentuch um den linken Mittelfinger. »Sie hat gesagt, es ginge ihr gut. Und sie hätte auch diese Darmstörung nicht mehr, sie hat das auf Medizinerlateinisch gesagt, es klang so ähnlich wie Trumps Frau. Also, ich meine, wie ihr Vorname.«

»Melania?«, fragt ihr Bruder. »Was soll das denn heißen?«

Karin bleibt ernst. »Sie meinen Meläna, auf Deutsch Teerstuhl. Wenn im oberen Magen-Darm-Trakt eine

Blutung auftritt, beispielsweise durch ein Magengeschwür, so reagiert der rote Blutfarbstoff mit der Magensäure, und es entsteht Hämatin, das dem Stuhl seine charakteristische schwarze Farbe verleiht und ihn klebrig wie Teer macht, daher der Name.«

»Aber das muss doch eine Ursache haben, die man verorten und beheben kann«, knurrt Georg, ein renommierter Diplom-Ingenieur, wie Henny kürzlich stolz erzählt hat.

»Genau. Deshalb haben wir Magen und Darm intensiv und sorgfältig gespiegelt, konnten aber leider keine Blutungsquelle ausmachen.«

»Woran ist unsere Mutter denn verdammt noch mal dann gestorben?«

Mit letzter Sicherheit sei das nur durch eine Obduktion zu beantworten, erklärt Karin. Die Patientin habe an einer fortgeschrittenen, bösartigen Erkrankung gelitten, und im Alter von über siebzig Jahren seien Herzinfarkte, Lungenembolien oder auch Schlaganfälle keine Seltenheit. Sie senkt den Kopf. »Möglich ist auch, dass die Blutung, deren Ursache wir leider nicht entdeckt haben, erneut aufgetreten ist.«

Georg schnaubt. »Wir haben ein Recht zu erfahren, was da passiert ist. Wenn *Sie* schon nichts finden, will ich vom Pathologen die Todesursache wissen. Wir bestehen auf einer Obduktion.«

»Spinnst du? Nur über meine Leiche«, faucht seine Schwester und sieht Karin anklagend an. »Warum setzen Sie meinem Bruder so einen Floh ins Ohr? Würden Sie etwa wollen, dass man einen nahestehenden Menschen aufsägt und ihm das Herz rausschneidet? Woher weiß man überhaupt bei einer Obduktion, dass jemand wirklich tot ist?«

Eine wiederkehrende Frage, Ausdruck der kreatürlichen Furcht vor dem Schattenreich zwischen Leben und Tod, in dem nur feierliche Rituale die Transition erleichtern, den Lebenden mehr als den Toten. Karin kennt das schaudernde Zaudern Angehöriger vor einer Obduktion, ihre Angst vor Verstümmelung eines geliebten Wesens, dessen Präsenz man noch spürt, auch wenn die messbaren Signale des Körpers verstummt sind.

So versichert sie der Tochter, die moderne Medizin könne den Tod zweifelsfrei feststellen, da jeder lebende Organismus Ströme produziere, zum Beispiel den Herzschlag als EKG oder Hirnströme im Elektroenzephalogramm. Zeige sich dort über längere Zeit eine Nulllinie, so könne man sicher sein, dass das Leben unwiederbringlich vorbei sei.

Angelika scheint nicht überzeugt. Sie starrt auf das Taschentuch und reißt es in vier gleich große Stücke. »Und dann kann man auch sicher sein, dass der Körper beim Reinschneiden keinen Schmerz fühlt?«

Georg nimmt Karin die Antwort ab. »Angie-Baby, was für eine dämliche Frage. Dir als Physiotherapeutin sollten die Basisfunktionen des menschlichen Körpers doch geläufig sein!« Er formt ein Oval aus Daumen und Zeigefingern. »Stell dir eine Glühbirne vor. Die leuchtet nur, wenn elektrischer Strom durchgeht. Sobald aber der Glühfaden kaputt ist, kann der Strom nicht mehr durchfließen, und es bleibt dunkel. So ist das mit Schmerzen auch: Wo nix fließt, tut auch nix weh.«

Angelika wirft die zerknüllten Reste des Taschentuches knapp neben den Papierkorb. »Aber wozu soll das gut sein? Unsere Mutter hat uns immer wieder erklärt, dass ihr Lymphom unheilbar ist und dass sie irgendwann daran sterben wird. Wir müssen Mama loslassen. Was für einen Sinn soll es haben, einen toten Menschen aufzuschneiden, wenn man ihn doch nicht retten konnte?«

»Klarheit, verdammt.«

Karin legte ihr die Hand auf die Schulter. »Da hat Ihr Bruder nicht unrecht. Erst die pathologische Untersuchung liefert uns definitiv Auskunft darüber, ob unsere Diagnose richtig war und was die Therapie bewirkt hat. Und auch, was letztendlich die Todesursache war. Das wüssten wir als behandelnde Ärzte selbst gern. Aber natürlich tun wir nichts gegen den Willen der ...«

Angelika springt auf und reißt Hennys Kleiderschrank auf. »Mamas Willen! Ihre Patientenverfügung hatte sie immer in der Handtasche, falls etwas passieren sollte ...«

Georg steht ebenfalls auf. »Unsere Mutter wäre die Letzte, die etwas gegen eine Autopsie hätte, sie war schließlich Ärztin. Sie hat immer gesagt, es gibt viel zu viele unklare Todesfälle, und die Lebenden sollten von den Toten lernen.«

Angelika durchwühlt Hennys Handtasche und zerrt ein zerknittertes Papierbündel aus dem Seitenfach. Triumphierend hält sie ihrem Bruder die letzte Seite vor die Nase, das Blitzen in den Augen fegt die Verzweiflung aus ihrem Gesicht. Unter dem gedruckten Text der Patientenverfügung steht handschriftlich und doppelt unterstrichen: *Keine lebensverlängernden Maßnahmen! Keine Obduktion! Kein Sarg! Bitte Urnenbestattung!*

Georg lässt sich auf den Bettrand fallen und sackt in sich zusammen. Seine Worte klingen stimmbrüchig. »Ach, Mama. Ohne dich ist alles grau.« Unvermittelt wird er von einem Schluchzen geschüttelt, dessen Heftigkeit Hennys Bett vibrieren lässt. Er streckt die Hand nach der Wange seiner Mutter aus, zuckt jedoch zurück, als er die Bandage berührt. »Das ist so, als hätte man in unserem Garten den alten Kirschbaum mit Papas selbst geschnitztem Baumhaus herausgerissen, zu dem wir als Kinder immer geflüchtet sind, wenn wir traurig waren oder ängstlich, weil wir mal wieder etwas angestellt hatten«.

Seine Schwester stellt sich vor ihn, er vergräbt sein Gesicht in ihrem Bauch. Sie drückt ihn an sich, wiegt und streichelt ihn, murmelt Unverständliches. Die beiden Frauen tauschen über seinen Kopf einen Blick, ein winziges Lächeln. Nach einer Minute steht Georg abrupt auf, nimmt Angelikas Kopf in beide Hände und bettet ihn an seine Schulter. »Hast ja recht, wir müssen Mama loslassen. Wer weiß, was ihr erspart geblieben ist.«

»Das stimmt«, schaltete sich Karin erleichtert ein. »Die Krankheit war in einem fortgeschrittenen Stadium, auch wenn es ihr momentan gut ging. Und sie ist friedlich eingeschlafen, nachdem sie gestern Abend noch völlig beschwerdefrei war – und ganz heiter. Sie hat mir sogar einen Schampus geschenkt für eine besondere Gelegenheit.«

»Typisch Mama, sie hat immer gesagt, Schampus wäre kein Alkohol, sondern ein Kreislauftonikum«, schluchzt Angelika und lacht unter Tränen.

Georg nickt und wischt sich mit dem Ärmel über die Nase. »Ich wette, unsere Mutter würde sich eine rauschende Party wünschen, mit Strömen von Champagner statt Leichenschmaus.«

Die Geschwister lösen sich aus der Umarmung und wenden sich simultan Karin zu. »Bitte, Frau Doktor, Sie müssen auch kommen. Mama hat immer gesagt, Sie wären ihr Schutzengel.«

Karin kämpft die Tränen zurück; Profis heulen nicht im Dienst. Diesmal verliert sie den Kampf und findet sich in einer Umarmung zu dritt.

Endlich Freitag, Feierabend, kein Wochenenddienst, Dinner Date mit dem Lover. In den Tagen nach Hennys Tod musste Karin gegen ganz ungewohnten Überdruss kämpfen, ein Gefühl der Vergeblichkeit ihres Tuns, das sie selten erlebt.

Sie streift die Schuhe ab und wirft die Post auf den Couchtisch. Bis auf Hennys Champagner ist der Kühlschrank Wüste, der Grapefruitsaft fast leer, also kocht sie Ingwertee.

Auf der Couch legt sie die Füße hoch und greift nach dem Poststapel. Das Übliche: Rechnungen, Werbung, eine Einladung zum Krebskongress. Nur einen wattierten Umschlag kann sie nicht zuordnen, die Adresse ist handgeschrieben, die Schrift erscheint Karin flüchtig bekannt, aber nicht vertraut. Kein Absender außer den Initialen H. S.

Mit einer Ahnung öffnet sie den Umschlag. Ein Buch fällt heraus, Titel *Abschiedsfarben,* Kurzgeschichten von Bernhard Schlink. Ratlos liest sie den Klappentext. Dann erst sieht sie den Brief.

Mi Cariño,

ich weiß nicht, ob ich Dir mit diesem Brief Unzumutbares aufbürde oder Dich von einer Bürde befreie, die Dich sicher belastet. Du kennst mich gut genug, um zu wissen, dass ich mir Letzteres wünsche. Vorab möchte ich eine Frage beantworten, die Du Dir sicher in den vergangenen Tagen gestellt hast.

Nein, Du und Deine Kollegen, Ihr habt nichts falsch gemacht.

Nein, Ihr habt auch nichts übersehen.

Ich bitte Euch ausdrücklich um Entschuldigung, vor allem Dich, meine Ärztin, Freundin und Wegbegleiterin durch die zwei Krankheitsjahre. Verzeiht mir das Kopfzerbrechen, das ich Euch bereitete, indem ich Euch heimtückisch hinters Licht führte.

Mein Tod war ein gründlich geplanter Suizid.

Ich bitte um Verständnis, dass ich nicht preisgeben möchte, welchen Drogencocktail ich für die Zweckentfremdung Eurer Infusion gewählt habe — meine Furcht vor Nachahmung ist fast schon abergläubisch. Ihr werdet die Antwort auch nicht bei einer Obduktion finden, denn die habe ich ganz gegen meine sonstige Überzeugung abgelehnt. Aber sei versichert, dass ich lange genug Ärztin bin, um diesen Schritt effektiv und friedlich zu gestalten. Allerdings bedurfte es dafür eines intravenösen Zugangs, und ich wollte nicht riskieren, dass man mich Tage nach meinem Ableben mit Kanüle im Arm in meiner

Wohnung findet. Deshalb brauchte ich als Alibi die ärztlich verordnete Infusion, und ich wusste, wo ich die bekommen würde, vorausgesetzt, es gäbe eine Indikation zur Klinikaufnahme. Zum Beispiel den Verdacht auf eine akute Blutung. Mein Hausarzt war nach der Blutabnahme ganz erschrocken über das niedrige Hämoglobin …

Das folgende unappetitliche Detail kann ich Dir nicht ersparen und gestehe es nur, weil ich weiß, dass Du darüber grübelst, was die Ursache dieser Blutung war und wo der Teerstuhl herkam. Ich habe mich selbst zur Ader gelassen, dann einen großen Schnaps getrunken, Ondansetron* eingeworfen, mir die Nase zugehalten und eine Tasse meiner Blutspende runtergekippt, gefolgt von einem zweiten Schnaps. Nicht zu erbrechen war das Schwierigste.

Euer Labor stellte erwartungsgemäß den erniedrigten Hämoglobinwert im Blut und Teerstuhl fest, aber Du hattest – wider Erwarten – keine Chance, bei der Endoskopie die Blutungsquelle zu finden, was Dich sicher geärgert hat. Sorry.

Um die Antwort auf Deine nächste Frage werde ich mich nicht drücken: die nach dem Warum. Sie ist schnell gegeben. Derzeit geht es mir gut, Ihr habt den Hirn- und Rückenmarksbefall effektiv in den Griff bekommen. Zumindest kurzfristig.

Über meine langfristige Prognose sind wir uns einig. Es war immer mein schlimmster Albtraum, als enthirnter Pflegefall zu enden. Jetzt kann ich noch abtreten, solange das Leben schön ist; meine 71 Jahre, auf die ich ganz überwiegend gern zurückblicke, machen mir die Abkürzung leichter.

Warum auf diese Art? Weil ich ein Versprechen gebrochen habe und das vertuschen will.

Nach Diagnose meines ersten Rezidivs hatte ich einen Durchhänger und habe gegenüber meiner Tochter in einem Telefonat die Option selbstbestimmten Sterbens erwähnt. Das war ein affektinkontinenter* Ausrutscher nach einigen Gläsern Wein – und damals noch nicht wirklich ernst gemeint.

Angelika geriet in aktionistische Panik und stürmte mir eine Stunde später die Bude mit ihrem ebenso völlig verstörten Bruder im Schlepptau. Die beiden nahmen mich stundenlang in die Mangel. Ein Selbstmord würde ihr Leben ruinieren, nach dem frühen Tod ihres Vaters sei ein Verlust der Mutter sowieso kaum zu verkraften, schon gar nicht als mutwilliger Akt. Lebenslänglich würde sie das Schuldgefühl quälen, mich nicht abgehalten zu haben. Und was sollten sie den Enkeln erzählen? Suizid sei außerdem feige und ein Eingriff in die Hoheitsrechte des Schöpfers (Angelika) oder des Schicksals (Georg). Ich sollte ihnen in die Hand versprechen, mich nicht umzubringen.

Irgendwann lagen wir uns alle heulend in den Armen, und ich hab's versprochen. Zum Schluss setzte mich

Georg erneut perfide unter Druck. »Mama, du hast uns beigebracht, dass man Versprechen halten muss – und zwar unter allen Umständen.«

Hatte ich. Als meine Kinder Kinder waren, wusste ich noch nicht, wie oft Versprechen nur der Beschwichtigung oder Verschleierung unlösbarer Situationen dienen oder der Schmerzvermeidung. Nicht selten ist das Versprechen eine Reflexion der Selbstüberschätzung. So auch bei mir, die ich noch nicht die Grenzen der eigenen Leidensfähigkeit erkannt hatte, vor allem bei drohendem Verlust der Selbstständigkeit.

Mein größter Kummer ist, mich selbst und die Kinder um den Abschied zu bringen. Wie gerne hätte ich sie um mich gehabt oder ihnen wenigstens einen Abschiedsbrief hinterlassen, ihnen noch mal gesagt, wie sehr ich sie liebe, ihnen gedankt für all das Schöne, das ich mit ihnen und durch sie erleben durfte. Aber mein Schmerz wiegt weniger schwer als das Leid, das ich ihnen zugefügt hätte und das sie mir vielleicht nicht hätten verzeihen können.

Dass ich Dir als einzigem Menschen mein Geheimnis anvertraue, ist eine Liebeserklärung. Du warst schon als Kind meine tapferste kleine Patientin, und es hat mich sehr glücklich gemacht, als Du Dich für die Medizin entschieden hast. Du bist eine wunderbare Ärztin geworden, eine der vom Aussterben bedrohten Sorte, denen das Wohl ihrer Patienten immer vorgeht, ihnen wichtiger ist als die Work-Life-Balance. Ich dachte, so was gäbe es nur noch bei uns Hausärzten aus dem letzten Jahrhundert, die wir damals die Bergdoktor-Ideale verinnerlicht hatten. Ich habe Deinen Einsatz für mich umso mehr geschätzt, als ich selbst vom 24/7-Anspruchsdenken meiner Patienten nicht selten genervt war.

Als ich Dir damals sagte, ich hätte Verständnis, falls Du mich nicht persönlich behandeln wolltest, hoffte ich sehnlichst, dass Du es doch tun würdest. Du hast nicht mal gezögert. Zu wissen, dass ich Dich jederzeit erreichen konnte und durfte, war für mich wie ein Sicherungsseil beim Bergwandern – besonders, wenn es bergab ging. Für dieses kostbare Geschenk gibt es keine Worte. Außer: danke!

Cariño, ich wünsche Dir von Herzen alles Liebe für die Zukunft, ein glückliches und erfülltes Leben. Um Letzteres ist mir bei Dir nicht bange. Was das Glück betrifft, so kann man es nie wissen, aber beruhigenderweise lernt man, dass Glück keine zwingende Voraussetzung für Erfüllung ist.

Ich fürchte, dass mein Abgang Dich ein wenig traurig macht, bin aber zuversichtlich, dass Du am Ende ein nachsichtiges Grinsen für meine kleine Trickserei aufbringst. Oder zumindest ein Augenzwinkern. Mit einem solchen verabschiede ich mich.

In Liebe, Deine Henny

PS: Ich wäre geschmeichelt, wenn Du das als angemessene Gelegenheit für einen Schampus betrachten würdest. Und falls es Dich nach dieser Lektüre gruselt, ruf zur Aufheiterung den Lover an!

Karin nimmt sich ein Taschentuch und wählt die Nummer des Lovers. Schon beim ersten Klingelton weiß sie, dass es sie keineswegs gruselt – und dass Aufheiterung das falsche Programm wäre. Sie sagt das Date freundlich ab und holt den Champagner. Mit einem mittellauten Plopp landet der Korken im Topf der Yucca-Palme. Karin flüstert »Prost, Henny«, wickelt sich in ihre Kuscheldecke und schlägt die *Abschiedsfarben* auf. Nach zwei Stunden ist die Flasche leer.

Glossar

Affektinkontinenz: krankheits- oder neurotisch bedingte Verminderung der Steuerungsfähigkeit von Gefühlsäußerungen, die in ihrem Ausmaß vom Betroffenen nicht oder nur eingeschränkt kontrolliert werden können.

Diffus großzelliges B-Zell-Lymphom (DLBCL): bösartige Erkrankung des lymphatischen Systems, das für die spezifische Abwehr von Krankheitserregern zuständig ist. Die Zellen dieses Systems (Lymphozyten vom B- oder T-Zell-Typ) sind weiße Blutzellen. Beim DLBCL sind die B-Lymphozyten betroffen. Das DLBCL gehört zu den aggressiven Lymphomen.

ICD-10-Code: Der ICD-Diagnoseschlüssel dient der amtlichen Klassifikation für ärztliche Diagnosen in der ambulanten und stationären Versorgung.

Ondansetron: Medikament gegen Übelkeit, Brechreiz und Erbrechen (Antiemetikum), das als Begleitmedikation in der Tumorbehandlung (Chemo- oder Strahlentherapie) oder bei Erbrechen nach Operationen bzw. Narkose eingesetzt wird.

Teerstuhl (Meläna): schwarz gefärbter Stuhl, meist infolge einer Blutung im Magen oder oberen Verdauungstrakt. Die Verfärbung wird durch Hämatin verursacht, das entsteht, wenn der rote Blutfarbstoff Hämoglobin mit Magensäure in Verbindung kommt. Das Eisen im Hämoglobin wird hierbei oxidiert, und es kommt zu einer Farbänderung. Teerstuhl riecht übel und ist glänzend.

Vollremission: komplette Rückbildung des Tumors.

Quelle

Bernhard **Schlink**: Abschiedsfarben, Diogenes Verlag, Zürich 2022.

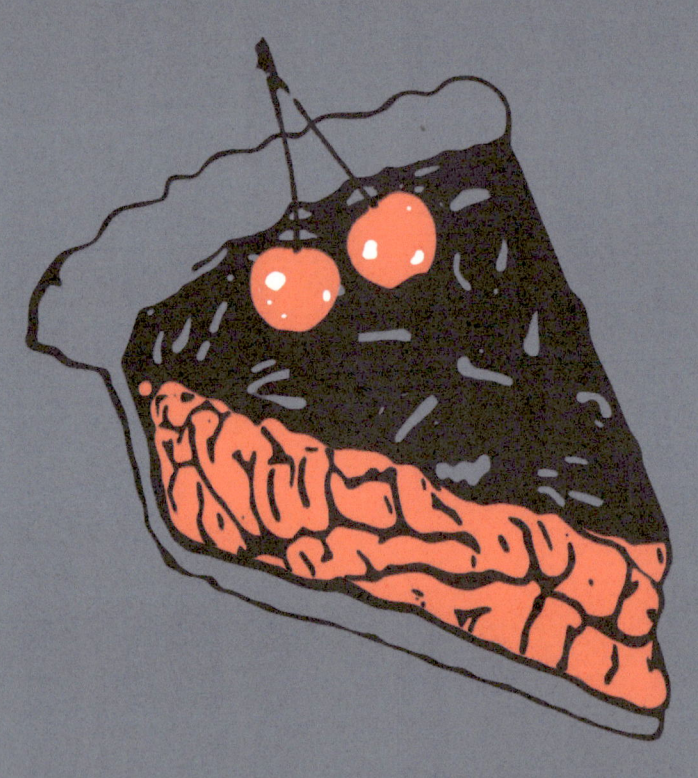

Krieg und Kirschenplotzer

Dem Patienten fehlten Kampfgeist und Geduld, hat der Stationsarzt Martha erklärt. Nicht der Apoplex* sei das Hauptproblem, sondern die Psyche. Körperlich sei er nach seinem Schlaganfall auf gutem Wege, die Halbseitenlähmung weitgehend rückläufig bis auf den hängenden Mundwinkel und eine motorische Beeinträchtigung der rechten Hand. Auch die anfänglich verwaschene Sprache bessere sich täglich. Doch es hapere an der Motivation zur konsequenten Physiotherapie, und das erschwere die Rehabilitation. Ob er zu Depressionen neige, ob er Stress im Berufsleben habe?

»Eigentlich nicht«, hat Martha geantwortet, das ging den jungen Doktor schließlich nichts an.

Schön wär's, dachte sie – und dass beruflicher Stress bekömmlicher wäre als der Groll über die Arbeitslosigkeit. Den tobt Walter bestenfalls im Garten aus, wenn er ihn nicht auf der Couch in Bier ertränkt und sich dazu eine Packung Lucky Strike reinzieht. Täglich.

Ob es denn familiäre Spannungen gebe, hatte der eifrige Stationsarzt noch wissen wollen, er könne bei Bedarf einen Termin mit dem neuen Klinikpsychologen vermitteln, der sei nämlich auf Familientherapie spezialisiert. Martha hatte abgewinkt. Als sie das Thema nach dem Ausbruch des Vater-Sohn-Krieges einmal vorsichtig anzusprechen wagte, war sie von Walter beschieden worden, die »Psychos« seien entweder Neurotiker, die sich ihren Beruf zur Lösung der eigenen Probleme gewählt hätten – oder Voyeure, die sich am Seelenelend anderer aufgeilten.

Am Ende seiner gut gemeinten Predigt hatte der Doktor Martha nahegelegt, sie solle ihrem Mann positives Denken vermitteln und bestmöglich dafür sorgen, dass er sich nicht aufrege. Jede Blutdruckkrise erhöhe das Risiko für einen weiteren Schlaganfall mit schlechterer Prognose.

Wenn Kriegsvermeidung der Gesundung dient, muss Familienfrieden her, beschließt Martha. Wann, wenn nicht jetzt? Frieden geht durch den Magen, so brät sie die Lieblingsbuletten für ihren Mann mit extra viel Zwiebeln, deren Dunst sich mit dem Duft des frischen Kuchens mischt. Kirschenplotzer! Mit dem kann sie die ganze Familie befrieden. Dann bastelt sie am PC einen Gutschein für Paul: über die absurd teuren Marken-Sneakers, die er sich so wünscht, ein Deal, den ihr neunzehnjähriger Sohn kaum ablehnen dürfte.

Mehrfach klopft Martha an die abgeschlossene Tür von Pauls Zimmer im Souterrain, seiner Höhle, die er in der Regel nur verlässt, um mit Freunden abzuhängen oder sich am Kühlschrank zu bedienen. Als er endlich verschlafen und mürrisch öffnet, ohne sie hereinzubitten, schüttelt sie sich beim Anblick der vergammelten Pizza im Papierkorb, der zerknautschten Red-Bull-

Dosen und einer Geruchsmischung aus Essensresten plus ungewaschenem Jungmann. Immerhin hellt sich Pauls missmutige Miene nach dem ersten Blick auf den Gutschein schlagartig auf. Umstandslos nimmt er die Bedingung an, den Vater mit ihr und seiner Schwester im Krankenhaus zu besuchen. Einschließlich zugesicherten Wohlverhaltens. Nochmals ermahnt Martha ihren Sohn, den Kranken keinesfalls aufzuregen, jede Blutdruckerhöhung könne zu einem Rückfall führen. »Kein Stress für Papa!«

Sie traut ihren Ohren kaum, als Paul brummt: »Don't worry, Mom, den Zoff wollte ich eh abstellen. Als Dad mit der Astronautenmaske halb tot auf der Trage lag, hab ich plötzlich gerafft, dass ein nervtötender Vater immer noch besser ist als gar keiner.«

Martha unterdrückt den Impuls, ihren Sohn zu umarmen. Immer wenn sie die Augen schließt, hat auch sie das Bild vor sich: Walter und Paul vor dem Fernseher auf dem Sofa in größtmöglicher Distanz. Sie selbst im Lesesessel.

Talkshow, Thema Ukraine. Der hemdsärmelige Verteidigungsminister gegen die linke Ex-Ikone mit der niedrigen Stirn im roten Kostüm. Zwischen ihren Männern die Schüssel mit Paprikachips und Erdnüssen. Krachendes Kauen. Viel Bier.

Paul: »Wetten, dass Boris bald Bundeskanzler wird? Der tut wenigstens was!«

Walter: »Klar, dass dir so ein polteriger Macher imponiert!«

Paul: »Klar, dass du auf die rote Tusse stehst, wenig im Hirn, aber üppig im Ausschnitt.«

Walter: »Blöö...«

Paul: »Kotz dich ruhig aus, Dad!«

Walter: »Bibibi...«

Dann nichts mehr. Nur der Minister: »Da dürfen wir uns nichts vormachen ...«

Paul: »Dad hat mal wieder die Biernarkose.«

Keine Reaktion von Walter. Erst in diesem Moment hatte Martha bei ihrem abrupt verstummten Mann das Herunterhängen des rechten Armes und Mundwinkels bemerkt, den Speichel, der ihm übers Kinn lief.

Der Krankenschwester-Reflex: Schlaganfall! *Time is brain*! Jede Minute zählt für den Hirnerhalt. Telefon, ein-eins-zwei.

Dann war es schnell gegangen und hatte sich doch angefühlt wie eine Ewigkeit. Endlich der Notarzt, ruhige Routine, intravenöser Zugang, Sauerstoffmaske. Nie wird Martha Walters flehenden Blick vergessen; seinen Mund, der sich wie beim Fisch auf dem Trockenen in stummer Verzweiflung bewegte, ohne ein Wort herauszubringen. Bis die Sanitäter ihn auf die Trage schnallten, hielt sie Walters schlaffe Hand, schaute in sein gelähmtes Gesicht und betete stumm zu Wem-auch-immer, dass Er/Sie/Es ihr Walter erhalten möge. Fragte sich, ob man Kostbares erst zu schätzen lernte, wenn es verschwand. Ob es der drohende Verlust war, der ihre Verdrossenheit über die alltagsverschlissene Ehe schlagartig zurückverwandelte in verlorene Liebe?

Entweder wurden ihre Gebete erhört, oder Walter hatte einfach Glück. Auch die bildgebende Diagnostik erfolgte prompt und bestätigte den klinischen Verdacht; der Schlaganfall wurde umgehend mit Alteplase* behandelt, einer medikamentösen Rohrreinigung zur Auflösung der Blutgerinnsel in den verstopften Blutgefäßen seines Gehirns.

Als Martha mit den Kindern in Zimmer 13 der neurologischen Männerstation ankommt, riecht es nach sehr viel Rasierwasser. Walter hat seine spärlichen Haare zurückgekämmt, sie kleben strähnig am Kopf. Die linke Hälfte seines Gesichts ist glatt rasiert. Martha fällt auf, dass ihr Mann erstmals den Pyjama gegen einen Trainingsanzug getauscht hat.

Walter umarmt seine Tochter stürmisch und gibt seiner Frau einen schmatzenden Kuss. Sie nimmt sich vor, ihm beim nächsten Besuch Mundwasser mitzubringen. Vater und Sohn begrüßen sich berührungsfrei. Paul reicht Walter die kleine Lampe mit dem sonnengelben Schirm. Martha findet das Licht der Neonröhren über den Klinikbetten ungemütlich kalt. Walter braucht beide Hände, um die Lampe zu halten. Ohne sie abzustellen, sagt er: »Guten Abend, Paul, wie nett, dich auch mal wieder zu sehen.« Sein Mund verkrampft sich bei der Bemühung um eine nuschelfreie Aussprache.

»Mee too«, antwortet Paul, was Martha zwar nicht passend, aber erfreulich unaggressiv findet.

Martha nimmt ihrem Mann die Lampe ab und stellt sie auf den Nachttisch. Das warme Licht verleiht dem Raum einen Hauch von Wohnzimmergemütlichkeit. Sie räumt sein Abendessen aufs Fensterbrett. Das schlappe Graubrot mit abgepackter Teewurst, einer Käseecke und einigen Mixed Pickles mit geschrumpelter Oberfläche wird er nicht vermissen.

Als Martha die Buletten auspackt, geht ein Leuchten über Walters Gesicht. Er reißt ihr freudig die Flasche mit dem alkoholfreien Bier aus der Hand, um sie nach einem Blick auf das Etikett mit dem Kommentar zurückzugeben: »Nee, lass mal, so krank bin ich nun auch nicht, dass ich promillefreie Hopfenplörre für Calvinisten saufe.«

Das hatte Martha schon befürchtet und vorsichtshalber zusätzlich ein alkoholisches Pils eingepackt, schließlich kennt sie ihren Mann. Mit einem Seufzer zieht sie es aus der Kühltasche, was erneut ein Strahlen in Walters Züge zaubert.

»Ausnahmsweise«, mahnt sie lahm.

»Super, Schatz, bist einfach die Beste«, sagt er mit fröhlichem Grinsen und lässt den Stöpsel ploppen. »Übrigens, du solltest mal wieder zum Friseur gehen.«

»Danke für das Kompliment, charmant wie immer.«

»Sorry, nicht so gemeint«, nuschelt Walter und sieht Martha mit seinem Getretener-Hund-Blick an.

Sie soll ihn doch nicht ärgern mit ihrer Schnipperei. Leider hat er auch noch recht; den Termin zum Schneiden und Färben hat sie nach seiner Krankenhausaufnahme verschoben, so ist der graue Haaransatz schon ein wenig über den tolerierten Zentimeter hinausgewachsen. Außerdem ist das Friseurthema ohne Konfliktpotenzial, da kann sie sogar etwas zur Unterhaltung beitragen. »Stimmt schon, Schatz, gestern musste ich auf Station hören, wie eine meiner siebenjährigen Patientinnen ihrer Bettnachbarin zugeflüstert hat: Schwester Martha hat schon ganz alte Haare.«

Alle lachen, die Kinder lümmeln auf dem leeren Bett des entlassenen Mitpatienten und verschlingen den Kirschenplotzer. Walter kaut genüsslich an seiner Bulette, die er in die Hand nimmt, als er sie mit der Gabel nicht sofort trifft. Das Biertrinken geht nicht ohne Schlürfgeräusche ab, was alle taktvoll ignorieren.

Martha lauscht abwesend, wie Paul die Bundesligaergebnisse referiert und Emma aus der Schule plaudert. Familienversöhnung gelungen. Schade, dass Dieter fehlt. Der älteste Sohn steckt bei seinem IT-Job im Silicon

Valley mitten in einem Projekt mit Abgabetermin, hat aber einen baldigen Besuch angekündigt. Alle sind entspannt und es ist warm geworden in dem kleinen Patientenzimmer.

Paul zieht seine Bomberjacke aus. Auf seinem T-Shirt prangt ein Totenkopf, aus dessen linker Nasenhöhle ein wurmartiges Ekeltier quillt und zwischen dessen blutigen Zähnen sich Insekten mit haarigen Beinen tummeln. Darunter steht: *Totgefickt – Wiederbelebung zwecklos.*

Martha zieht die Luft ein, da hat sie mal wieder nicht aufgepasst. Walter hört auf zu kauen und starrt auf die Brust seines Sohnes.

Nach einmaligem Klopfen tritt eine uniformierte Schwesternschülerin mit grünen Haarsträhnen und gepiercter Lippe ins Zimmer. Sie holt Walters unberührtes Tablett und sagt anerkennend. »Na, Herr Schulz, da essen wir heute wohl was Besseres als unser Klinikfutter?«

Als ihr Blick auf Paul fällt, geht sie einen Schritt auf ihn zu und quiekt: »Wow, wie geil ist das denn? Kann ich ein Foto kriegen?«

»Logo«, strahlt Paul. »Kriege ich denn dann deine Nummer?«

»In meinem Zimmer wird diese obszöne Geschmacksverirrung nicht fotografiert!«, bellt Walter.

Die Schülerin murmelt: »Sorry, ist ja gut. Schönen Abend!«, und verlässt mit gesenktem Kopf den Raum.

»Magst du noch einen Schluck Pils, Schatz?«, fragt Martha, aber ihr Mann schüttelt den Kopf und fährt Paul an. »Musst du mich ausgerechnet vor dem Pflegepersonal blamieren?«

»Ausgerechnet vor dem *Personal*«, höhnt Paul. »Da habe ich ja Glück gehabt, dass es nur das Personal war, das ist dir doch sicher weniger peinlich, als wenn es ein Arzt gewesen wäre.«

»Was fällt dir ein, mir so was zu unterstellen, wer von uns beiden ist der mit dem Standesdünkel?«

Walters Zunge hakt beim S. Ein Klecks Senf hat sich in seinem Mundwinkel verfangen. »Meinst du etwa, *ich* habe keinen Respekt vor dem Pflegeberuf?« Der Senf tropft kinnwärts. »Was mir fehlt, ist höchstens der Respekt für einen Möchtegern-Medizinstudenten, der meint, ein solches Outfit wäre angemessen für einen künftigen Arzt.«

Womit sie wieder beim alten Streitthema sind. Walters redundante Argumente. Pauls schlechtes Abitur. Kein Gedanke an eine Zulassung zum Medizinstudium. Walters Mantra, mit Krankenpflege könne man bei der Zulassungsstelle wenigstens Punkte machen und die Wartezeit abkürzen. Das findet Martha zwar auch, aber mit ihr streitet der Sohn darüber nicht. Umso lieber mit seinem Vater.

»Aber angemessen als Outfit für einen Pfleger!«, keift Paul zurück. »Wenn's nach dir ginge, würde ich drei Jahre mit einer Ausbildung verplempern, die mich dann qualifiziert, als examinierte Gesundheits- und Krankenpflegekraft Patienten den Arsch abzuwischen.« Er zieht an seinem Shirt den Totenkopf lang. »Ein für alle Mal: Ich werde Doktor Schulz und nicht Pfleger Paul. Punkt, Papa!«

Diesmal trifft Walter die Bulette, als er die Gabel in deren Mitte rammt. »Glaubst du etwa, das Arschloch eines Arztes stinkt anders als das Arschloch eines Pflegers?«

»Kommt drauf an, womit er es wäscht«, entgegnet Emma, obwohl sie nicht angesprochen war. Walter rülpst und starrt seine dreizehnjährige Tochter sprachlos an. Die wirft ihrem großen Bruder einen triumphierenden Blick zu; einmal mehr hat sie es geschafft, die Aufmerksamkeit aller auf sich zu ziehen. Paul straft sie mit Nichtbeachtung und kneift die Augen zusammen. »Dad, du bist so was von peinlich mit deinen proletigen Analogien.«

»Anal-logien«, äfft Emma ihren Bruder nach. »*Anal* ist was für Schwuchteln.«

Martha verschluckt sich. Sicher ist das ein Spruch des rassistisch-homophoben Sportlehrers Karstens, der leider auch Ethik unterrichtet. Diesmal wird sie sich beschweren. »Wovon sprichst du bitte, Emma?«, fragt sie. Doch die Angesprochene murmelt nur: »Nix weiter, Mom, vergiss es.«

»Das hat sie bestimmt von dem neuen Schmalzlocken-Inder aus ihrer Klasse«, wirft Paul dazwischen. »Auf den steht nämlich meine schlaue Schwester, obwohl jeder weiß, dass der schwul ist. Hier darf er das ja, zu Hause käme er in den Knast.«

Emma schaut auf ihren Kuchen und wird rot. Martha vermutet schon länger, dass ihre Tochter sich in den glutäugigen indischen Klassenkameraden Nilay verguckt hat, der allerdings lieber mit dem blonden Jürgen abhängt.

»Bruder, du Opfer deiner unfassbaren Ignoranz«, sagt Emma mit verachtungstriefender Stimme. »In Indien ist Homosexualität seit 2018 nicht mehr strafbar. Und anal ist dort auch nicht nur für Schwule, Mädchen dürfen vor der Ehe auch.«

»Hääh??«, hakt Walter nach.

»Vor der Ehe dürfen sie in Indien anal, weil die Mädchen dann Jungfrau bleiben.«

Walter lässt seine Bulette fallen, sie rollt unter den Nachttisch. Martha sieht ihre Kinder an, beide bleiben sitzen. Sie fischt einen weiteren Klops aus der Tupperdose und reicht ihn Walter, der nuschelt: »Danke, Schatz.«

Weder hat Martha Lust auf einen Disput über anatomische Zugangswege noch über sexuelle Präferenzen. »Schluss jetzt, Kinder, entweder ihr lasst Papa in Ruhe essen, oder ihr verschwindet.«

»Tschuldigung«, sagt Emma und geht auf die Knie, um die Bulette unter dem Nachttisch zu suchen.

Paul steht auf. »Wie du meinst, Mom. Ich bin dann mal weg und suche die grüne Schwester. Tschüss, Papa.«

Walters Gesicht, schon gerötet von Wut und Bier, verfärbt sich violett.

»Das sieht dir ähnlich, einfach so zu verschwinden, ohne das Thema auszudiskutieren. Hat deine Mutter als Kinderkrankenschwester etwa keinen honorigen Beruf? Und hat es deinem Vater etwa geschadet, eine Lehre zu machen?«

»Na ja, Dad, irgendwas musst du bei der Berufswahl wohl falsch gemacht haben, sonst würdest du jetzt nicht arbeitslos zu Hause rumhängen, und Mom müsste dich nicht aushalten.«

*Aushalt*en geht zu weit. Martha richtet sich auf. »Das reicht jetzt, Paul, du bist unter der Gürtellinie!«, sagt sie mit der Rasierklingenstimme, die bei ihren kleinen Patienten meist umgehend für Ruhe sorgt. »Papa hat die Gärtnerlehre gemacht, weil er etwas Bodenständiges wollte vor seinem Ökologiestudium. Später an der Uni hätte er sogar promovieren können. Aber nach dem Vordiplom war ich mit Dieter schwanger, und Papa hat im *Grünen Daumen* angefangen, weil die ihm ein Geschäftsführergehalt bezahlt haben. Und schließlich kann er nichts dafür, dass der Betrieb in der Coronakrise pleiteging.«

Walter wirft Martha einen dankbaren Blick zu, sie greift nach seiner Hand.

Paul lacht höhnisch. »Deshalb leben wir alle von Mamas mickrigem Schwesterngehalt, weil Dad in seinem Alter ohne Studienabschluss null Chance hat auf dem Arbeitsmarkt. Und jetzt kommt er nicht damit klar, dass ich studieren will, damit ich nicht auch so ein Underperformer werde.«

Walter streicht mit der Faust über die Kinnbartstoppeln, seine Schläfenader schwillt zu einem pulsierenden Wulst. »Vielleicht bin ich ein Underperformer. Aber der Herr Möchtegern-Doktor Schulz hat noch überhaupt gar nie performt. Nix geleistet im Leben, außer einem Abi, das zu mies ist für die Zulassung zum Medizinstudium. Zur Krankenpflege ist er sich zu schade. Für ein soziales Jahr fehlt ihm die soziale Ader. Also erst mal chillen und reisen. Du larmoyantes, lahmarschiges Loser-Weichei.«

Pauls Oberlippe zuckt. Walter schiebt sich noch ein Stück Bulette in den Mund. Martha wappnet sich. Friedensstiftung schiefgegangen.

Paul holt Luft, und seine Augen werden zu Schlitzen. »Oh Mann, Dad, du bist so ein Low Brainer. Ich hab schon längst entschieden, wie ich das angehe.« Er wendet sich zur Tür und dreht sich noch einmal um: »Nur damit ihr es alle wisst: ich mach meine Reise, mindestens sechs Monate. Und anschließend gehe ich zum

Bund, die brauchen dringend Leute, und da kriege ich gleich einen Medizinstudienplatz an der Bundeswehrhochschule; den Test hab ich schon mal online gemacht.«

»Du machst waa...« Walter gibt ein gurgelndes Geräusch von sich und verdreht die Augen.

»Mein Gott, Walter!«, schreit Martha und schüttelt ihren Mann, der blau wird und röchelt. Sie klingelt, die Schwester kommt sofort und drückt den Rea-Alarm. Das Team rückt an. Die Familie wird aus dem Zimmer geschickt.

Alles falsch gemacht. Statt Frieden zu stiften, Krieg angezettelt, die Streithähne aufeinander losgelassen und ihren Mann in den zweiten Schlaganfall getrieben. Wie blauäugig zu glauben, Krankheit würde den Kranken milde und den Gesunden friedfertig stimmen!

»Verdammt, Paul, du hast versprochen, Papa nicht aufzuregen! Ist das etwa dein Ernst mit der Bundeswehr? Warum hast du uns nie was erzählt, und wie kannst du es Papa ausgerechnet jetzt sagen?«

»Wenn Papa stirbt, bist du schuld!«, heult Emma.

Pauls Gesichtsfarbe wird so aschfarben, dass sich Martha für einen eisigen Moment an einem Doppelgrab stehen sieht.

»Das wollte ich doch nicht.« Pauls Stimme ist tonlos. »Und zum Bund will ich auch nicht, schon gar nicht jetzt, wo es überall knallt. Das habe ich mir zwar mal überlegt, aber gleich wieder abgehakt, als ich die Bedingungen gehört habe. Bin doch nicht bescheuert und verpflichte mich für siebzehn Jahre – oder muss mich sonst für 200.000 Euro rauskaufen. Ich hab das eben nur als Retourkutsche gesagt wegen Dads Gemeinheit vom *lahmarschigen Loser-Weichei*. Weil ich wusste, dass für ihn ein Sohn bei der Bundeswehr das Allerschlimmste wäre – für Papa mit seinem vorgestrigen Pazifismus.«

Martha stöhnt. Die Zielsicherheit im Zuschlagen haben Vater und Sohn gemeinsam.

Schweigen breitet sich aus, alle betrachten die Schlieren auf dem abgewetzten Linoleum des Fußbodens. Aus Zimmer 13 dringen laute Stimmen und fiepende Geräusche.

Nach Ewigkeiten geht die Tür auf.

Der Reanimationswagen rattert, der Doktor grinst. »Kein Schlaganfall, Bolusaspiration*. Wir haben Ihrem Mann einen Brocken Frikadelle aus der Luftröhre gefischt. Der Schluckakt ist nach dem Schlaganfall noch nicht ganz ungestört. Zur Beruhigung haben wir ihm ein Benzodiazepin* gegeben, Sie können jetzt zu ihm.«

Walter sitzt mit glasigem Blick im Bett. »Hallo, Familie. Ich hab gedacht, jetzt kratz ich wirklich ab. Ersticken ist scheiße. Aber ich bin immer noch am Leben. Und das Leben ist gar nicht so schlecht. Und erst zwei von den sieben Leben sind weg.«

Sie setzen sich alle ans Bett, die Kinder schnappen der Mutter Walters Hände weg, sie legt ihm ihre auf die Brust.

Einen Moment grinst Walter still vor sich hin.

Paul setzt an: »Bitte, Papa, es tut mir so leid, ich ...«

Walter drückt Paul die Hand und schüttelt sie zweimal. »Lass mal stecken, mein Sohn!«, lallt er lächelnd. »Deine Idee mit dem Bund ist gar nicht schlecht.«

Alle starren Walter ungläubig an.

Er holt Luft und spricht weiter: »Hast ja recht, Paul, Zeiten ändern sich – auch wir Pazifisten müssen lernen, dass Soldaten keine Mörder sind. Du kriegst an der Bundeswehrhochschule dein Studium – und da bringen sie dir genau das bei, was Mama und ich nicht geschafft haben: Disziplin.«

Das letzte Wort ist vernuschelt.

Walter schläft.

Glossar

Alteplase: Fibrinolytikum, d. h. Medikament zur Auflösung von Blutgerinnseln bei der Behandlung der Lungenembolie, des Myokardinfarktes sowie des Schlaganfalls.

Apoplex (zerebrovaskulärer Insult): Schlaganfall mit plötzlicher Durchblutungsstörung des Gehirns, meist durch ein Blutgerinnsel. Dadurch kommt es zur Sauerstoffunterversorgung, die zu Gewebsuntergang mit bleibenden Hirnschäden führen kann.

Benzodiazepine (umgangssprachlich »Benzos«): Medikamente, die angstlösend, beruhigend, schlaffördernd (oder schlaferzwingend) und muskelentspannend wirken.

Bolusaspiration: mitunter lebensbedrohliche Verlegung der Luftröhre oder eines Bronchus durch einen Fremdkörper, der versehentlich eingeatmet wurde.

Quellen

Deutsche Gesellschaft für Neurologie. S2e-Leitlinie zur Akuttherapie des ischämischen Schlaganfalls, AWMF-Registernummer 030-046, Version 5.1 inkl. Amendment Okt. 2022.
https://dgn.org/leitlinie/
akuttherapie-des-ischamischen-schlaganfalls

Auswärtiges Amt, 06.09.2018 – Pressemitteilung. Menschenrechtsbeauftragte Kofler begrüßt Entkriminalisierung homosexueller Handlungen in Indien.
https://www.auswaertiges-amt.de/de/newsroom/
kofler-indien-homosexualitaet/2133698

Medizinstudium Bundeswehr.
https://einstellungstest-bundeswehr.de/
medizinstudium-bundeswehr/

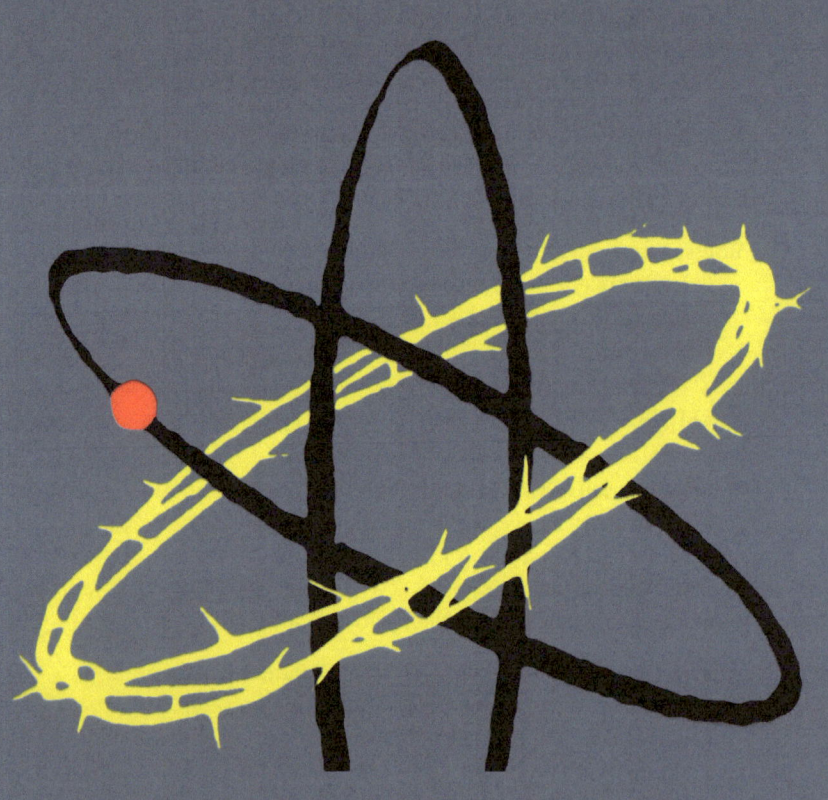

Der Kategorienkiller

Zuspätkommen ist ein schlechter Einstand. Der Taxifahrer kennt den Italiener nicht, und ich habe die Hausnummer vergessen. Zehn Minuten zu spät stürme ich in die *Trattoria Toscana*; ein freundlicher Kellner mit gegeltem Haar geleitet mich in einen Nebenraum. Dort sitzen sie schon zu fünft, lebhaft vertieft in Geplauder, das abrupt verstummt, als ich mit dem Houellebecq unter dem Arm eintrete. Die plötzliche Stille macht mich verlegen; alle Blicke richten sich zunächst auf mein Gesicht, dann folgt ein verstohlener Bodyscan. Vielleicht hätte ich die Löwenmähne zusammenbinden und ein anderes Outfit wählen sollen als den engen Rollkragenpulli im Camouflage-Look.

Anselm Kautz, der Psychiater, steht auf und kommt auf mich zu. Mitte fünfzig, gepflegter Dreitagebart, Armani-Brille in Hornoptik. Wir lernten uns kennen, als er konsiliarisch einen Patienten visitierte, der seinen Suizidversuch knapp überlebt hatte, und kamen ins Gespräch; dabei erzählte er von diesem Literaturzirkel, bei dem sich Oberärzte verschiedener Fachdisziplinen einmal pro Quartal bei einem Nobelitaliener zum Dinner treffen. Jeweils wechselnde Teilnehmer stellen ein selbst gewähltes literarisches Werk vor, das – vorzugsweise, aber nicht zwingend – einen Bezug zur Medizin und möglichst zu aktuellen, gesellschaftlich relevanten

Themen haben sollte. Er selbst fungiere als Moderator. Nachdem Kautz mir die Teilnehmer genannt hatte, war ich Feuer und Flamme.

Kautz schüttelt mir die Hand und begrüßt mich herzlich. Ich entschuldige mich für die Verspätung und setze mich auf den einzigen leeren Stuhl zu seiner Linken. Er schiebt seine Brille Richtung Nasenwurzel. »Willkommen zu unserem Literaturdinner. Heute habe ich das besondere Vergnügen, euch ein neues Mitglied vorzustellen: Frau Kollegin Eleonore von Pinkartz, Anästhesistin, Spezialgebiet Intensivmedizin. Sie hat vor zwei Monaten ihre Stelle als Leiterin der chirurgischen Intensivstation in unserem Klinikum angetreten, davor war sie am General Hospital in Massachusetts tätig.«

Ich stehe auf. »Danke für die freundliche Aufnahme«, sage ich in die Runde. »Ich freue mich über die Gelegenheit, in Ihrem Kreis meinen medizinischen und wissenschaftlichen Horizont mit einer weiteren Dimension geistiger Auseinandersetzung zu bereichern.«

Ich werfe einen Blick zum anderen Ende des Tisches, doch bevor ich eine Reaktion auf mein zuvor einstudiertes Statement erkennen kann, tritt der gegelte Kellner ein; er trägt ein Tablett mit sechs blauen Sektkelchen und einer Flasche Prosecco sowie einer Wasserkaraffe. Ein jüngerer Kollege mit blühender Akne stellt linkisch eine Platte auf den Tisch, deren Duft sich verlockend ausbreitet: Crostini, bunt belegt mit Tomaten, Sardellen und Mozzarella. »Spendung von Dottore Kautze«, sagt der Ältere und deutet mit großer Geste auf den Moderator. »Alla salute!« Dann verteilt er die Speisekarten und schenkt ein.

Kautz hebt sein Glas in meine Richtung. »Schön, dass Sie bei uns sind!«

Alle nippen an ihrem Prosecco, man dankt dem Spender. »Sehr gerne«, sagt Kautz und wendet sich mir zu: »Mich kennen Sie ja bereits, als Moderator bin ich in unserer kleinen Community unter anderem für die Deeskalation der gelegentlich auftretenden Kontroversen über die Interpretation der diskutierten Literatur zuständig.« Er deutet auf seine andere Sitznachbarin, die ein kanariengelbes Jackett mit papageienbuntem Seidentuch trägt; ihre Fingernägel sind grün lackiert, und beim Begrüßungslächeln blitzt ihr Pferdegebiss. »Die Dame zu meiner Rechten ist Ina Raymund«, stellt der Moderator vor. »Als Radiologin ist sie – ähnlich wie wir in der Psychoanalyse – auf das Durchleuchten jener Dinge spezialisiert, die man nicht auf den ersten Blick erkennt.«

»Mit einem kleinen Unterschied«, gibt die Raymund zurück. »Im Gegensatz zur Psychoanalyse macht die radiologische Bildanalyse *Realitäten* sichtbar.«

Der Moderator lächelt milde. »Jeder sieht das, was er gelernt hat.« Dann deutet Kautz auf den Sitznachbarn der Radiologin, den ich auch schon kenne, was ich mir aber nicht anmerken lasse. Als mir der drahtige Typ auf der Intensivstation erstmals begegnete, magnetisierte mich sein gletschergrüner Blick über dem Mundschutz. Nicht selten enthüllt die Abnahme der Maske bei schönen Augen ein fades Gesicht. Nicht bei ihm. Scharf geschnittene Züge, viele Lachfältchen um die Lippen – und für einen Chirurgen zeigte er ungewöhnlich geschliffene Umgangsformen. Und kein Ehering! Mein innerer Tinder wischte reflektorisch nach rechts.

Wie durch Watte höre ich Kautz weitersprechen. »Ihnen schräg gegenüber sitzt Rico Schönherr, nomen est omen. Er ist Gefäßchirurg ...«

»Arzt für Gefäß- und Thoraxchirurgie«, korrigiert der Genannte, und mit Entzücken registriere ich, dass er mir unmerklich zuzwinkert. »Und *nomen est omen* gebe ich gerne an Sie zurück – Herr Kollege Kautz!«

Humor hat er auch! Die Runde lacht mit zwei Sekunden Verzögerung. Das Grinsen des Moderators wirkt angestrengt, als hörte er den Gag nicht zum ersten Mal. Er zeigt auf die Dame am anderen Kopfende des Tisches, die alterslos wirkt und strahlende nussbraune Augen hat. Sie scheint ein beneidenswert indifferentes Verhältnis zu ihrer optischen Erscheinung zu pflegen. Kein Make-up, mausgraues Twinset und strähniger Pferdeschwanz.

»Unsere heutige Referentin ist Frau Kollegin Alma Kummer«, stellt der Moderator vor. »Als internistische Onkologin mit Schwerpunkt Palliativmedizin ist sie der Überzeugung, wer sich regelmäßig mit dem Tod beschäftige, wisse meist mehr über das Leben als die anderen.«

Die Onkologin grinst nachsichtig, zwinkert mir freundlich zu und schweigt.

»Ihr Wissen über Leben und Tod wird Frau Kummer heute mit uns teilen, indem sie uns den neuesten Roman des umstrittenen Bestsellerautors Michel Houellebecq vorstellt. In diesem Buch spielt ihr Fachgebiet, die Onkologie, eine zentrale Rolle.«

»Unter anderem«, relativiert die Referentin.

Kautz deutet auf meinen Nebensitzer, einen ausgemergelten Typen mit eingekerbten Mundfalten, tief in den Höhlen liegenden Augen und stechendem Blick. »Herr Kollege Schwarz ist Neurologe und als solcher der Ansicht, die menschliche Seele sei vorwiegend eine Funktion des Hirnstoffwechsels und der Hormone. Entsprechend neigt er mitunter zu Sarkasmus oder auch Misanthropie.

Der Neurologe schießt prompt zurück: »Wer in diesen Zeiten als denkender Mensch das Leben ganz ohne Sarkasmus aushält, ist entweder wahrnehmungsgestört oder empathiefrei. In beiden Fällen braucht er einen Psychiater.«

»Dann werden Sie wohl nie mein Patient«, antwortet Kautz grinsend. »Aber nun lassen Sie uns die Speisekarte studieren und das Essen bestellen.«

»Das wird in einer guten halben Stunde nach der Vorstellung des Buches und der anschließenden Diskussion serviert«, klärt mich Schwarz auf. »Man darf hier nämlich auch mit vollem Mund streiten.« Er empfiehlt das Ossobuco.

Nachdem die Essenswünsche aufgegeben sind, kramt die Onkologin einige eng bekritzelte Karteikarten aus ihrer Handtasche und beginnt. »Wie die letzten Romane von Houellebecq ist auch *Vernichten* dem Genre der Dystopien zuzuordnen und spielt im Jahre 2027 in Frankreich. Der Protagonist Paul Raison ist Spitzenbeamter im Wirtschaftsministerium und ein Vertrauter des Ministers Bruno Juge, der als potenzieller Kandidat für die anstehende Präsidentschaftswahl gilt. Kurz vor den Wahlen erscheint im Netz ein Fake-Video, das in grausamen Details die Enthauptung des Ministers zu zeigen vorgibt. In der weiteren Folge kommt es zu einer Serie mysteriöser Cyberattacken und terroristischer Anschläge, wobei Urheberschaft und Motivation der Täter unklar bleiben. Bei der Nominierung für die Präsidentschaftswahl unterliegt Bruno Juge in der eigenen Partei einem populistischen Radiomoderator, der im ersten Wahlgang noch keine Mehrheit erzielt, jedoch in der Stichwahl über den Rassemblement National siegt.

Bruno bleibt zwar Wirtschaftsminister, doch mit erweiterten Kompetenzen.«

Die Referentin legt die erste Karteikarte ab.

»Was als Politthriller beginnt, verlagert seinen Zoom dann ins Private. Pauls Vater erleidet einen Schlaganfall, der ihn im Koma zurücklässt. Die Familie, bislang eher lose verbunden, findet zusammen – auch in Pauls kurz vor der Scheidung stehenden Ehe mit Prudence vollzieht sich eine behutsame Wiederannäherung, bis hin zu einer neuen Innigkeit, die eine intensive erotische Intimität einschließt. Als der Vater in seiner Pflegeinstitution lieblos behandelt und der Umgang mit den Angehörigen sogar willkürlich beschnitten wird, beschließt die Familie, ihn zu entführen. Diese Rechtswidrigkeit und Pauls Beteiligung daran geraten durch seine Schwägerin, eine Boulevard-Reporterin, an die Öffentlichkeit, er wird im Ministerium freigestellt.«

Kummer greift zum Prosecco und legt eine kleine Pause ein.

»Ein weiterer entscheidender Schicksalsschlag trifft Paul, als sich herausstellt, dass seine verschleppten Zahnschmerzen Symptom eines ausgedehnten Mundhöhlenkarzinoms sind. Ihm wird eine weitgehende Entfernung des Unterkiefers und der Zunge empfohlen. Diesen verstümmelnden Eingriff lehnt Paul ab. Er stimmt jedoch einer Strahlen-Chemotherapie zu, obwohl diese angeblich geringere Heilungschancen bietet.

Die Behandlung verursacht erhebliche Nebenwirkungen, die Tumorerkrankung schreitet unaufhaltsam fort. Prudence steht ihm in jeder Phase seines Krankheitsweges uneingeschränkt zur Seite, selbst als sie erfährt, dass er ihr anfänglich die Wahrheit über Prognose und Behandlungsoptionen zu Teilen verschwiegen hat. Nach dem Motto – ich zitiere: *Eine ideale Lüge besteht aus der Aneinanderreihung verschiedener wahrer Versatzstücke, an denen man bestimmte Auslassungen vornimmt.*«

»Welch wahre Einsicht ins Wesen der Lüge!«, wirft Schwarz ein und kichert.

Kummer sieht ihn missbilligend an und fährt fort: »Je näher der Tod rückt, umso inniger wird die Beziehung, auch die sexuelle Intensität bleibt trotz des zunehmenden körperlichen Verfalls bis zum Schluss erhalten. Beide treten dem endgültigen Abschied in einvernehmlicher Gelassenheit entgegen.«

Sie trinkt den Prosecco leer und schaut in die Runde. »So viel zum Inhalt.«

Alle klopfen mit den Knöcheln auf den Tisch. Der Moderator dankt für die konzise Zusammenfassung. »Nun sind wir gespannt zu erfahren, warum Sie diese Dystopie ausgewählt und wie Sie deren Lektüre erlebt haben.«

»Ungeachtet des Titels empfand ich *Vernichten* gar nicht als Dystopie«, antwortet die Onkologin. »»Dystopos‹ heißt bekanntlich *schlechter Ort* und beschreibt meist hoffnungslose Szenarien als Extrapolation bestehender Zustände. Zwar steht die Gesellschaft im Jahre 2027 vor massiven Problemen, doch immerhin schaffen es die Rechtsnationalen nicht, an die Macht zu kommen. Bruno Juge ist ein sympathischer Spitzenpolitiker, der sich lösungsorientiert engagiert. Auch die Situation des Protagonisten ist natürlich traurig, aber nicht trostlos. Gerade in einer Phase weltweiter Krisen, wie wir sie momentan erleben, fand ich es ermutigend, dieses Buch zu lesen. Es zeigt einerseits schonungslos die gesellschaftlichen und politischen Probleme unserer Zeit auf, vermittelt aber gleichzeitig die Hoffnung, vermeintliche Ausweglosigkeiten seien mit menschlichem Engagement überwindbar.«

Der Moderator setzt zu einer Replik an, aber die Onkologin ist noch nicht fertig. »Der einzige, allerdings nicht unerhebliche Kritikpunkt ist eine grottenschlecht recherchierte Darstellung der medizinischen Abläufe. Davon abgesehen würde ich mich jedoch einem Literaturkritiker der Süddeutschen Zeitung anschließen, der das Buch eine ›meisterhafte Ode an die Familie, an Frankreich, sogar an die Ehe‹ nannte.«

Unbewusst habe ich wohl genickt, denn der Moderator sagt lächelnd: »Die Körpersprache unserer neuen Teilnehmerin deutet darauf hin, dass sie diese Interpretation teilt?«

Das erwischt mich kalt. Wenn unvorbereitet rhetorische Schlagfertigkeit gefragt ist, stehe ich oft auf dem Schlauch. Gut, dass ich am Vorabend noch schnell einige Rezensionen recherchiert habe. »Richtig, ich schließe mich dieser Einschätzung vollinhaltlich an«, antworte ich und ziehe den Notizzettel aus dem Buch. »Auch ich habe seinerzeit die Kritik in der Süddeutschen gelesen und darf ergänzend zitieren: ›Es ist kaum zu glauben: Houellebecq hat tatsächlich einen umfassenden Gesellschaftsroman geschrieben, der seine Leserschaft nicht völlig fertig und mit dringendem Bedürfnis zurücklässt, sich auf der Stelle zu besaufen. Sondern amüsiert, gerührt und versöhnt.‹ Ich selbst würde noch einen Schritt weitergehen; das Buch ist eine Ode an die Liebe.«

Da habe ich mich wohl ziemlich aus dem Fenster gelehnt. Ich sehe, hoffentlich unauffällig, zu Schönherr, der das dennoch bemerkt und mich anstrahlt. »Finde ich auch«, springt er mir bei. »Und darüber hinaus ist es eine Hommage an das weibliche Geschlecht – bis auf eine Ausnahme sind die Frauen starke und warmherzige Charaktere.«

Ich bin begeistert und schicke ihm mein schönstes Lächeln über den Tisch.

Die Radiologin verschluckt sich demonstrativ an ihrem Prosecco. »Das kann wohl nur ein Mann so sehen. Für mich entpuppt sich Houellebecq auch in diesem

Roman als misogyner Macho.« Sie blättert in ihrem Exemplar und findet die entsprechende Markierung. »Das zeigt sich beispielsweise an Aussagen wie: ... *wenn jemand, vor allem eine Frau, sich etwas leidenschaftlich wünscht, ist es nie besonders schwierig, sie davon zu überzeugen, dass das, was sie sich wünscht, auch tatsächlich geschieht* ... Mit anderen Worten: Frauen sind zu dumm zum Denken und höchstens zum Wunschdenken fähig.«

»Niemand denkt das, liebe Kollegin«, beschwichtigt Kautz. »Das Wort ›jemand‹ ist doch eindeutig genderneutral, und Wunschdenken ist eine allen Menschen gemeinsame Form der emotionalen Angleichung eigener Zielvorstellungen an gegebene Realitäten, falls diese eine Zielerreichung infrage stellen.«

Alle schauen etwas verwirrt ob dieser Schwurbelei. Seit ich aus Boston zurück bin, fällt mir auf, dass manche deutschen Akademiker die Qualität der Sprache daran zu messen scheinen, wie kompliziert sie ihre Sätze verschrauben oder wie viele Fremdwörter sie darin unterbringen. Doch Schwarz nickt Kautz anerkennend zu. »Genau«, sekundiert er. »Kein Mensch behauptet, Frauen seien zu dumm zum Denken. Aber: Echte Klugheit kennt keine Vorurteile! Allein die Tatsache, dass Sie Houellebecq als misogynen Macho bezeichnen, zeigt Ihre Voreingenommenheit. Wenn Sie dem Autor schon Gender-Diskriminierung unterstellen wollen, dann ist *Vernichten* eher männerfeindlich! Die starken Persönlichkeiten sind allesamt Frauen. Prudence, die ihrem sterbenden Paul mit unerschütterlicher Selbstverständlichkeit beisteht. Genauso die Lebensgefährtin des Vaters, die den alten, weitgehend enthirnten Mann mit Hingabe in seinem Wachkoma begleitet. Oder Pauls Schwester, die sich tatkräftig um alle und alles kümmert und deren Mann arbeitslos ist. Zwar böse, aber ebenfalls stark ist die zänkische Gattin des jüngeren Bruders, die mit einem verleumderischen Zeitungsartikel Bruno ins berufliche Aus befördert und ihren schlappen Gatten in den Suizid treibt. Insgesamt kommen die Männer deutlich schlechter weg als die Frauen.«

»Die Männer werden einfach nur realistisch dargestellt«, gibt die Radiologin zurück. »In Ihrer sarkastischen Bewertung fehlt die Sorgfalt im Detail. Frauen als starke Menschen zu beschreiben, ist noch längst nicht frauenfreundlich. Woher beziehen denn diese Damen ihre Stärke? Die böse Schwägerin aus ihrem Hass und der Enttäuschung über das eigene vermurkste Leben. Pauls Schwester aus einem naiven christlichen Glauben. Und Prudence ist esoterisch unterwegs und setzt sich in ihrer Reinkarnationsgläubigkeit gar nicht wirklich mit dem Abschied auseinander.« Sie blättert erneut. »*... dann würden sie wieder zusammentreffen; diese neuerliche Inkarnation wäre nicht nur eine neue Chance* *für ihre individuelle spirituelle Entwicklung, sondern auch für die ihrer Liebe.*« Mit einem Knall klappt sie das Buch zusammen. »Houellebecq ist bekanntermaßen Atheist, sein Alter Ego Paul ebenfalls. Nur die Frauen sind mal wieder doof genug für naive Kindergläubigkeit.«

Die Onkologin stellt ruckartig ihr Wasserglas ab. »Das ist eine Diskriminierung gläubiger Menschen, Frau Kollegin«, rügt sie und klopft mit dem rechten Zeigefinger auf den Tisch. »Ich finde es anmaßend, Menschen wegen ihres Glaubens für *doof* zu erklären. Sind Liebe und selbstlose Zuwendung etwa weniger wert, wenn sie religiös motiviert sind? Wie kommen Sie dazu, sich darüber lustig zu machen, dass der Autor einige Sympathieträgerinnen in seinem Roman als gläubig beschreibt?«

»Ich habe mich nicht lustig gemacht«, protestiert die Radiologin. »Und Ihre Frage drehe ich jetzt einfach mal um: Könnte die Liebe eines Agnostikers vielleicht sogar mehr wert sein, weil sie eben nicht von einem religiösen Diktat bestimmt wird?«

Die Onkologin schnaubt. »Nicht zu fassen!«

»Ich sehe schon«, sagt Raymund, »beim Thema Religion werden Sie mal wieder zur Mimose.«

»Und beim Thema Frauen werden Sie mal wieder zum Giftkaktus«, schießt die Onkologin zurück. Der Moderator hebt erneut beide Hände.

»Bitte meine Damen, ich bin ganz bei Ihnen, dass Religion in diesem Roman eine relevante Rolle spielt, plädiere aber doch dafür, dieses Thema unabhängig von Genderfragen und botanischen Zuordnungen zu diskutieren.«

Stille. Das Zickengift wabert durch den Raum, und alle sind erleichtert, als der Kellner eintritt und nach weiteren Getränkewünschen fragt. Der Vorschlag des Moderators, eine Flasche Pinot grigio zu ordern, stößt auf allgemeine Zustimmung.

Rico Schönherr wendet sich seiner Tischnachbarin zu. »Ich möchte Ihrer Aussage widersprechen, dass Paul sich als Atheisten definiert, zumindest nicht eindeutig. Er sieht sich eher bei den Agnostikern, die eine Existenz Gottes bekanntlich nicht prinzipiell abstreiten, sondern lediglich als unbeweisbar betrachten. Er besucht sogar eine Kirche und schildert den Eindruck, *in seinem Leben mit dieser Kirche – wie vielleicht auch mit dem Christentum im Allgemeinen – noch nicht ganz abgeschlossen zu haben*.«

Wieder wischt mein innerer Tinder ruckartig nach rechts. Ein renommierter Chirurg, gebildet und eloquent. Temperamentvolle, aber wohldosierte Gestik, Hände wie ein Pianist mit regelmäßigem Krafttraining. Ich durchforste mein Hirn nach einem angemessenen Diskussionsbeitrag, doch der Moderator kommt mir zuvor. »Warum ist denn dieser Unterschied wichtig, und welche Bedeutung hat der Glaube, besonders, wenn man sich dem Tode nähert? Eine Lebensphase, mit der Sie, Frau Kummer, als Onkologin ja häufig zu tun haben?«

»Richtig«, antwortet die Angesprochene und legt ihr Crostini auf den Teller. »In der jahrzehntelangen Betreuung von Krebspatienten im Endstadium habe ich die Erfahrung gemacht, dass gläubige Menschen gelassener sterben und auch ihre Angehörigen besser loslassen können. Nicht selten finden Menschen kurz vor dem Tod zum Glauben, auch solche, die zuvor areligiös waren.«

»Na logo!«, gibt der Neurologe kauend zurück. »Und als Palliativmedizinerin hält man seinen Job als frommer Mensch bestimmt auch besser aus.«

Alma Kummer kriegt rote Flecken am Hals. Der Moderator hebt wieder die Hände. »Bitte, meine Lieben …« Doch bevor er etwas Mediationstaugliches sagen kann, fällt ihm Schwarz ins Wort. »Lieber Kautz, ich würde schon gerne noch Ihre Frage beantworten, warum der Unterschied zwischen Atheismus und Agnostizismus wichtig ist.«

Der Moderator nickt, wenn auch mit zusammen gepressten Lippen.

»Nach meiner Kenntnis gibt es keine Religion ohne den Glauben an ein Leben nach dem Tod, auch wenn die Vorstellungen, wie sich das gestalten kann, sehr unterschiedlich sind: Sie reichen von der Wiedergeburt als Ratte bei schlechtem Karma – bis hin zu zweiundsiebzig, zur Defloration disponiblen Jungfrauen im Paradies als Belohnung für gute Taten. Und man sieht alle seine Lieben wieder. Wer an irgendeine höhere Instanz glaubt, mogelt sich also um die Endgültigkeit des Abschieds durch den Tod herum.«

Die Onkologin wirft Schwarz einen vernichtenden Blick zu und schüttelt den Kopf, bleibt aber stumm.

Schwarz spricht weiter. »Der *Atheist* legt sich fest: Für ihn ist der Tod das Ende von allem. Der *Agnostiker* hält sich ein Hintertürchen offen, ob es jenseits des Todes nicht doch etwas geben könnte, das sich mit diesseitiger Wahrnehmung nicht erfassen lässt. Der *Gläubige* hingegen erlebt den Abschied von seinen Lieben als Trennung auf Zeit, die zwar schmerzt, deren Dauer jedoch begrenzt ist und somit ...«

Jetzt platzt die Onkologin: »In Ihrer Formulierung, der Gläubige *mogle sich* um den Abschiedsschmerz herum, nehmen Sie eine inakzeptable Wertung vor. Eine solche Endgültigkeit wäre sowohl für den Sterbenden als auch für alle, die ihn lieben, eine schwer auszuhaltende Qual. Was immer diesen Schmerz lindert, ist gerechtfertigt und sollte respektiert werden. Physische Schmerzen muss heutzutage auch niemand mehr aushalten, die behandeln wir ganz selbstverständlich mit Opiaten.«

»Sag ich doch«, feixt der Neurologe. »Schon der olle Karl Marx hat gesagt, Religion sei das Opium des Volkes.«

Im Eifer der Gefechte war das Eintreten des Kellners unbemerkt geblieben. »Pinot grigio ist viel besser als Rauschegifte«, kommentiert er den letzten Diskussionsbeitrag. »Essen kommt in zehn Minute.«

Kautz regt an, diese Zeit zu nutzen, um die politischen Aspekte des Buches zu beleuchten. Der Autor sei mehrfach der Rechtsradikalität, des Rassismus und der Islamfeindlichkeit bezichtigt worden. Er wendet sich mir zu; da ich schon länger nichts gesagt habe, will er mich als guter Moderator wohl einbeziehen und fragt, wie ich das politische Klima in *Vernichten* erlebt hätte. Schade, dass ich die früheren Houellebecqs nicht gelesen und den entsprechenden Passagen in *Vernichten* nicht mehr Aufmerksamkeit gewidmet habe. So muss ich mich herausreden. »Ich fand in diesem Buch keine rassistischen oder rechtsradikalen Elemente, Bruno Juge ist ein sympathischer, aber auch engagierter Politiker, der die wirtschaftliche Situation in Frankreich verbessert. Leider wird nicht er selbst Präsident, sondern ein populistischer und politisch unerfahrener Ex-Moderator eines Schund-TV-Senders. Aber verglichen mit dem Front National ist er das kleinere Übel.«

Klingt ziemlich lahm, und es heißt auch nicht mehr Front, sondern Rassemblement National; hoffentlich merkt das keiner. Mein Pulsschlag beschleunigt sich, als Rico Schönherr das Wort ergreift.

»Ich stimme meiner Vorrednerin zu«, sagt er zu meiner Freude. »Und ich würde es gerne noch ergänzen. Bruno Juge ist in der Tat sympathisch, und er hat auch einiges erreicht. Aber sein größter Erfolg für die französische Wirtschaft war es, durch staatliche Finanzierung einen großen Automobilkonzern zu sanieren und damit auch die Produktion der Luxusklasse zurückzuerobern. Dabei nimmt er in Kauf, dass sich der Automobilmarkt künftig nur noch in *Low-Cost-* und *Luxusfahrzeuge* aufteilt. Er zieht selbst die Parallele zur Gesellschaft, in der – ich zitiere: *... es nur noch Arme und Reiche gibt, die Mittelschicht hat sich in Luft aufgelöst und der Mittelklassewagen würde ihr bald folgen.* Ich denke, diese Aussage spiegelt eine durchaus dystope Weltsicht und Gesellschaftsanalyse des Autors wider.«

»Eine realistische Weltsicht«, wirft der Neurologe ein. »Die Analyse geht ja noch weiter. An anderer Stelle zieht er nämlich das Gesamtresümee, *Europa sei zu einer entlegenen, alternden, depressiven und einigermaßen lächerlichen Provinz der Vereinigten Staaten geworden.*

Anlässlich einer Preisverleihung hatte er sich in seiner Rede sogar Oswald Spengler angeschlossen: *Der Westen ist in einem sehr fortgeschrittenen Zustand des Niederganges.*«

»Also doch eine Dystopie?«, fragt Kautz in die Runde. »Ich glaube, diese Frage sollten wir noch einmal bearbeiten.«

»Nix arbeite, Dottore, jetzt essen«, interveniert der Kellner und balanciert die Teller zum Tisch. »Ossobuco und Saltimbocca zuerst, gleich komme Fische und Pasta.«

Mein Ossobuco ist so zart, dass das Messer beim ersten Anlauf wie durch Butter gleitet und hässlich auf dem Teller quietscht. Das Schwarz'sche Schmorlamm hüllt mich in Knoblauchwolken. Fasziniert beobachte ich die lässig-elegante Präzision, mit der Rico Schönherr seine Dorade filetiert. Alle sind ins Essen versunken, sodass anfänglich kein Gespräch aufkommt; dann setzt es wieder ein, Small Talk, keine literarischen Diskurse. Meine beiden Tischnachbarn beplaudern mich abwechselnd und stellen mir Fragen zu meinem beruflichen Werdegang. So gelingt es mir nicht, die Gespräche gegenüber zu verfolgen – mein Eindruck ist, dass die beiden kämpferischen Kolleginnen um Ricos Aufmerksamkeit konkurrieren, ohne miteinander ein Wort zu wechseln.

Als der erste Hunger gestillt ist, fragt der Moderator in die Runde, ob man die Diskussion fortsetzen könne. Allgemeines Nicken. Er wendet sich an Kummer. »Sie äußerten als Ihren einzigen Kritikpunkt an *Vernichten* die missglückte Darstellung der medizinischen Sachverhalte.«

Die Onkologin nickt und legt ihr Besteck auf den Teller. »Ich bin keine Spezialistin für Hals-Nasen-Ohren-Tumoren, aber laut interdisziplinärer Leitlinie hätte man bei einem fortgeschrittenen Mundhöhlenkarzinom mit Lymphknotenmetastasen dem Patienten keinesfalls in dieser Form eine verstümmelnde Operation als einzig wirklich erfolgversprechende Behandlung nahegelegt. Es gibt keine statistisch valide Studie, die die Überlegenheit der Operation über eine primäre Kombination aus Strahlen-, Chemo- und Immuntherapie beweist.«

»Ich bin auch kein HNO-Spezialist«, schaltet Schönherr sich ein, »aber in der Onkologie gilt nach meinem Verständnis das Prinzip: Was weg ist, ist weg – und gegen das Skalpell gibt es keine Resistenz. Hingegen weiß man vorher nie, wie resistent oder empfindlich ein Tumor auf Strahlen- oder Chemotherapie reagiert. Und heute haben wir auch nach großen Eingriffen in der Chirurgie ausgezeichnete Optionen, durch plastische Rekonstruktion eine dauerhafte Verunstaltung zu vermeiden. Ich denke an den Schriftsteller Philippe Lançon, dem bei Charlie Hebdo der Unterkiefer weggeschossen wurde.«

Ich finde das schlüssig, nicht so Kummer. »Da haben Sie, wie manche Ihrer chirurgischen Kollegen, weder die Prinzipien der Onkologie verstanden, noch kennen Sie die Datenlage«, schimpft sie. »Was man vorher nicht weiß, lernt man hinterher durch die Statistik der Therapieerfolge. Lesen Sie die Leitlinie! Und auch in einem fiktionalen Text hinterlassen so schlecht recherchierte medizinische Sachverhalte beim unkundigen Leser Desinformationen, mit denen Vorurteile und Ängste geschürt werden. Diese können Betroffene oder deren Umfeld zu Fehlentscheidungen verleiten. Das sollte einem Autor wie Houellebecq, der eine wissenschaftliche Ausbildung als Informatiker absolviert hat, nicht passieren.«

So schnell gibt sich Rico Schönherr nicht geschlagen. »Danke für die freundliche Nachhilfe!« Er hebt sein Glas und prostet der Kontrahentin zu. »Wir sprechen hier aber nicht über medizinische Leitlinien oder Empfehlungen in einem Sachbuch, sondern über einen belletristischen Text, in dem die Ereignisse eindeutig aus der subjektiven Sicht des Patienten Paul Raison geschildert werden. Das heißt, der Autor hat jedes Recht, die ärztlichen Maßnahmen so darzustellen, wie sein Protagonist sie versteht oder empfindet.«

»Nix da«, widerspricht die Onkologin. Sie blättert und liest vor: »*In diesem Fall müssten der gesamte Unterkieferast des linken Kiefers und das Kinn ... entfernt werden. Bei der Glossektomie handle es sich um die Entfernung der Zunge, in seinem Fall betreffe das leider den gesamten beweglichen Teil.* Das ist eine wörtliche Wiedergabe dessen, was ihm die Ärzte erklärt haben! Das denkt sich kein Laie aus und da gibt es auch keine Verzerrung durch subjektive Wahrnehmung.«

Das finde ich ebenfalls schlüssig und ärgere mich, auf diese Details so wenig geachtet zu haben.

Zeit für eine Intervention des Moderators. »Dass Patienten uns missverstehen oder falsch zitieren, erleben wir ja täglich als Ärzte.«

»Naja«, raunt die Raymund ihrem Tischnachbarn zu, »Psychiater sind zwar Mediziner, aber nicht unbedingt Ärzte.« Ihr Flüstern ist leider so laut, dass es alle verstehen. Damit scheint bei Kautz ein Nerv getroffen, seine Moderatoren-Contenance ist erschüttert. »Fragt sich, ob Psychiater weniger Ärzte sind als Radiologen, die für teures Geld Bilder produzieren, aber nie einen Patienten behandeln.«

Die ungewohnte Schärfe in seinem Ton lässt alle zusammenzucken. Kautz trinkt einen Schluck Pinot grigio und findet in seinen Befriedungsmodus zurück. »Lassen Sie uns von den medizinischen Fragen zu einem erfreulicheren Thema kommen, nämlich dem Stellenwert der Erotik angesichts des nahenden Todes. Der Autor greift hier den Mythos von Eros und Thanatos auf. Wie haben Sie das empfunden?«

Raymund sagt: »Bei diesen Passagen vermisse ich die Literariti...« Sie kommt ins Stottern, wird ein bisschen rot und hüstelt, als hätte sie sich nur verschluckt. Es entsteht eine peinliche Pause, die der Moderator überbrückt. »Meinten Sie die *Literarizität*, die Sie vermissen? Bezieht sich das nur auf die Erotik?«

Bei ihm kommt dieser Zungenbrecher so flüssig über die Lippen, als sei er Bestandteil seines Alltagswortschatzes. Ich nehme mir vor, das grässliche Wort zu googeln.

»Hauptsächlich«, antwortet die Raymund, und es klingt kleinlaut. Doch dann kommt sie wieder in Fahrt. »Aber ich fand in diesem Buch überhaupt keine Erotik, sondern ausschließlich unpoetisch geschilderten Sex – ganz abgesehen davon, dass ich es für unglaubwürdig halte, dass bei einem Sterbenden Libido und Potenz in dieser Weise erhalten bleiben. Für mich waren diese Aktivitäten eine aus machomäßiger Monoperspektive ziemlich vulgär beschriebene Triebbefriedigung des Protagonisten bis kurz vor dessen Tod. Typisch männlich unterstellt der Autor der bedauernswerten Frau dann auch noch, sie erlebe bei ihren Dienstleistungen an einem auf unappetitliche Weise dahinsiechenden Körper selbst sexuelle Lust. Dabei ist die einzige Zuwendung, die Prudence beim Sex von Paul erfährt, sein *Eindringen* – wenn er spontan sein Zentralorgan überhaupt hochkriegt.«

Der Neurologe lacht meckernd. »Gut formuliert, aber nicht gut zitiert! Die zentrale Funktion verteilt sich nämlich auf zwei Organe.« Ich sehe ihn auf seinem Lesegerät das Wort »Schwanz« eintippen. Dann liest er vor: »... *sein Schwanz scherte sich überhaupt nicht um seinen Gesundheitszustand, er schien ein vom Rest seines Körpers völlig unabhängiges Leben zu führen. Für sein Gehirn galt das ebenso.*«

»Wissen Sie, was das Problem ist?«, schnippt die Raymund. »Bei Männern konkurriert die Blutversorgung dieser beiden Organe.«

»Danke für die Erleuchtung!«, ätzt Schwarz. »Endlich verstehe ich dieses Geheimnis: Es ist eine Gnade der männlichen Geburt, dass die erektile Durchblutung des Penis bei Bedarf das Hirn ausschaltet.«

Betretenes Schweigen. Die Onkologin zupft am Pferdeschwanzgummi und schüttelt unmerklich den Kopf, als der Moderator sie fragend ansieht. Wieder wendet er sich an mich. »Frau von Pinkartz, Ihre Kolleginnen scheinen sich nicht einig zu sein. Könnten Sie als dritte Frau im Bunde, quasi als Schiedsrichterin, uns Männern die weibliche Perspektive auf Houellebecqs Sexpassagen darlegen? Sind diese Schilderungen frauenverachtend, wie Frau Raymund findet, oder ein Ausdruck von Innigkeit, wie unsere Referentin meinte?«

Auch das noch! Alle sehen mich erwartungsvoll an. Rico zieht eine Augenbraue hoch und ermuntert mich mit einem winzigen Nicken. Ich fühle mich wie Söder in Sachen Aiwanger: Jede Stellungnahme kann falsch sein. Keinesfalls will ich das Subjekt meiner Begierde verprellen. Also müssen Worthülsen her.

»Ich habe diese Beschreibungen nicht unter dem Gesichtspunkt des Gebens und Nehmens in der männlich-weiblichen Sexualität betrachtet, sondern einerseits durchaus als Metapher für Liebe und Hingabe empfunden ...«

Die Onkologin nickt begeistert, Rico lächelt mich mit erstaunt hochgezogenen Augenbrauen an.

Ermutigt fahre ich fort. »Beim Sex empfindet Paul nicht nur Lust, sondern er beschreibt, dass dabei die *Gedanken an den Tod verfliegen*. Eros ist also durchaus ein wirksames Instrument, um Thanatos kurzfristig zu vertreiben. So gesehen habe ich diese Szenen auch als Wunschfantasien eines Schriftstellers gewertet, der berechtigterweise fürchtet, als Kettenraucher und erheblicher Alkoholkonsument selbst an einem Tumor im Hals-Nasen-Ohren-Bereich zu erkranken, wie er in seinem Nachwort auch explizit anmerkt.«

»Treffende Analyse«, lobt der Moderator. »Und ein gutes Schlusswort. Ich schlage vor, dass wir hiermit den offiziellen Teil des Abends abschließen. Und uns der Dessertkarte widmen.«

Da niemand einen Nachtisch bestellt, verzichte auch ich. Der Kellner serviert Espresso und bringt die Rechnungen. Ich möchte mich noch mal ein bisschen profilieren und werde kühn: »Herr Kollege Kautz, ich war als

Neue sehr beeindruckt von diesem Abend und Sie waren ein hervorragender Moderator. Als solcher haben Sie sich jedoch einer eigenen Stellungnahme enthalten. Ich wäre schon sehr neugierig, wie Sie selbst die Lektüre dieses Buches empfunden haben.«

Kautz sieht mich irritiert an, in seinem Gesicht mischt sich Verlegenheit mit Verblüffung; dann aber scheint er doch geschmeichelt. Er räuspert sich und legt los. »Auch ich bin Houellebecqs außergewöhnlichem Talent erlegen, bei nahezu jedem Menschen ambivalente Gefühle zu provozieren. Es ist unmöglich, ihn affektneutral zu lesen. Dazu bedient er sich der gesamten Klaviatur menschlicher Empfindungen; er spielt mit seinen Lesern und schickt sie auf eine emotionale Achterbahnfahrt. Eine Grundschwingung aller Houellebecq-Romane ist auch in *Vernichten* spürbar: Das existenzielle Frösteln, eine Verlorenheit und Unbehaustheit im Leben, nach dessen Durchstolpern man trostlos und einsam stirbt. In seinen früheren Werken ließ er den Leser damit am Ende allein, mit dem schon erwähnten Bedürfnis, sich zu besaufen. Diesmal macht er einen Schlenker, mit dem er besonders seine Kenner total überrascht. Auf die nicht gestellte Frage, was uns vor der Vernichtung retten könne, ist Houellebecqs Antwort eindeutig: Die Liebe. Es gab Passagen, die mich zu Tränen rührten, bei denen ich aber gleichzeitig das Gefühl hatte, der Autor würde sich hämisch ins Fäustchen lachen, dass man ihm so auf den Leim gegangen ist.«

Er trinkt seinen Espresso aus und vergewissert sich der Aufmerksamkeit seiner Zuhörer, die sämtlich gebannt lauschen. »Houellebecq ist für mich ein Kategorienkiller. Man hat immer wieder versucht, ihn in Schubladen zu stecken, sei es als Rechten oder Linken, als Frauenverehrer oder Misogynen, als Genussmenschen oder Depressiven. Immer hat er allen eine Nase gedreht und demonstriert, dass er nichts davon ist – oder vielleicht ein bisschen von allem? Neuerdings auch noch: Misanthrop – oder Apologet der Liebe? Gestatten Sie mir noch eine Schlussbemerkung: Ich wünsche mir, dass Michel Houellebecq uns auch in der Danksagung hinters Licht führt, mit der Ankündigung, es sei für ihn nun *Zeit aufzuhören*.«

»Chapeau und Kompliment, Kautz«, kommentiert Schwarz. Alle stehen auf und sekundieren mit Knöchelklopfen, ich weiß nicht, ob das Standing Ovations sind oder ein willkommener Anlass, den Aufbruch einzuläuten.

Zu früh! Fieberhaft suche ich nach einer Annäherungsstrategie an Rico. Als er mir zum Abschied die Hand schüttelt, halte ich ihn fest. »Ich fand interessant, dass Sie zitierten, der Protagonist habe mit dem Christentum nicht abgeschlossen. Das muss ich überlesen haben. Könnten Sie mir diese Stelle zeigen?«

Er zieht sein Handy aus der Tasche und geht in die Kindle-App. Ich nehme meinen Mut zusammen. »Vielleicht bei einem Absacker?«

Kurzes Zögern, dann: »Warum nicht?«

Mein Puls schlägt einen Purzelbaum. Wie setzen uns an die Bar. Er entscheidet sich für Ramazzotti, ich ordere dasselbe. Wir lassen die Gläser klingen, ich trinke meines mit dem ersten Schluck halb leer, Rico nippt nur. Er zeigt mir in seiner App das Zitat über Pauls Besuch der Kirche Notre-Dame-de-la-Nativité. Ich schlage die entsprechende Seite in meiner Druckausgabe auf und markiere sie mit einem Kugelschreiber des Barkeepers. »Interessant«, sage ich, »dass Paul diesen spirituellen Moment auf dem Weg zu jenem Arztbesuch erlebt, der das Ende seines bisherigen, vermeintlich gesunden Lebens markiert.«

»Finde ich auch«, antwortet Rico.

Noch ein Schluck Ramazzotti. Dann der bleierne First-Date-Moment, in dem man die lampenfiebrige Sprachlosigkeit durch geeignete Sprüche in einen Flirt wandeln muss. »Ich habe noch nie einen Chirurgen getroffen, der sich intensiv mit Literatur beschäftigt.«

»Ich weiß schon«, sagt er mit einem hinreißend unverschämten Grinsen. »Wir Chirurgen gelten unter den Kollegen als die Analphabeten der Medizin, die höchstens OP-Berichte lesen können.«

Ich suche nach einer spritzigen Replik – aber seine Gletscheraugen lassen mein Hirn schmelzen. »Umso wichtiger, dass man solche Vorurteile durch interdisziplinäre Begegnungen abbaut«, sage ich und proste ihm zu. »Übrigens, ich bin Eleonore, für meine Freunde einfach Leo.«

Auch er hebt sein Glas. »Ich bin ...«

Der Titelsong von *Bonanza* zerschrillt den Moment. Ich hoffe inständig, dass Rico die galoppierenden Gitarren vorbeireiten lässt. Doch leider kramt er sein Handy aus der Tasche, meldet sich und dreht sich auch noch weg von mir. Zehn Sekunden, dann: »Bin schon auf dem Weg.«

Rico wendet sich mir zu und stellt sein Glas ab. »So sorry«, sagt er. »Ich muss sofort in die Klinik.«

Die Enttäuschung ist wie ein Eiswasserbad nach der Sauna. Dämliche Ausrede! Welcher Chirurg trinkt im Bereitschaftsdienst Ramazzotti? Den habe ich wohl zu offensiv angeflirtet. »Tut mir leid für Sie«, antworte ich kühl. »Sicher ein Notfall?«

»Jein«, antwortet der Mistkerl fröhlich und zerrt am Reißverschluss seines Sportblousons. »Meine Frau ist in der 38. Woche. Und nun haben die Wehen eingesetzt.«

»Immerhin kein Frühchen«, kommentiere ich cool. »Beeilen Sie sich, damit Sie nicht zu spät kommen!«

Quellen

Michel **Houellebecq**: Vernichten, Dumont, Köln 2022.

Michel **Houellebecq**: Ausweitung der Kampfzone, Wagenbach, Berlin 2012.

Michel **Houellebecq**: Wie man nicht ausstirbt, in: WELT+, 20.10.2018.
https://www.welt.de/kultur/literarischewelt/plus182396570/Michel-Houellebecq-Wie-man-nicht-ausstirbt.html

Gunnar **Decker**: Houellebecq, das Ungeheuer, Matthes und Seitz, Berlin 2022.

Philippe **Lançon**: Der Fetzen, Tropen, Berlin 2019.

Leitlinienprogramm Onkologie. S3-Leitlinie Mundhöhlenkarzinom
https://www.leitlinienprogramm-onkologie.de/leitlinien/mundhoehlenkarzinom/

Bender, A. et al.: Persistent vegetative state and minimally conscious state: a systematic review and meta-analysis of diagnostic procedures. *Deutsches Ärzteblatt International* vol. 112, 14 (2015): 235–42.
https://doi.org/10.3238/arztebl.2015.0235

Nachwort und Dank

Zuallererst danke ich Ihnen, meiner geschätzten Leserschaft, dass Sie mich auf meinem Streifzug durch verschiedene Disziplinen und Szenarien des medizinischen Universums begleitet haben.

Falls Sie bei der Schreibweise von »Gesundheits-Wesen« im Untertitel die Stirn gerunzelt haben: Das ist kein Tipp- oder Trennungsfehler. Der Bindestrich wurde eingefügt, nachdem ich gefragt worden war, ob das wesentliche Anliegen meiner Texte eine Abrechnung mit dem Gesundheitswesen sei. Diese Assoziation ist naheliegend, denn zwischen den Zeilen steht durchaus Kritisches zu den aktuellen Entwicklungen unseres medizinischen Versorgungssystems. Es reflektiert meinen Eindruck, dass unsere Verantwortlichen auf viele absehbare Fehlentwicklungen nicht adäquat und rechtzeitig reagieren. Doch mitunter empfinde ich die lautstarke Kritik an unserer Gesundheits- und Sozialpolitik auch als Jammern auf hohem Niveau. Ein Blick über die Landesgrenzen zeigt eindrucksvoll: Die medizinische Versorgung hierzulande schneidet im internationalen Vergleich noch immer wesentlich besser ab als in den meisten anderen europäischen Ländern oder den USA.

Der Bindestrich soll darauf hinweisen, dass es in dieser Anthologie nicht primär um (Gesundheits-)Politisches geht, sondern um Geschichten mit medizinischem Kontext aus sehr unterschiedlichen Perspektiven. Der menschliche Umgang mit existenziellen Krisen ist ein Kernthema der Literatur, und Krankheit stellt für den Betroffenen und sein Umfeld häufig einen Ausnahmezustand dar, in dem sich Charaktereigenschaften offenbaren, die im Alltag verborgen bleiben.

Belletristische Autoren genießen das Privileg, Szenarien zu erfinden, die einem Faktencheck nicht im Detail standhalten müssen. Diese Freiheit habe ich für *Ohne Befund* nur bedingt genutzt und mich in den Geschichten so weit an bestehenden Realitäten orientiert, dass sie sich plausiblerweise wie beschrieben hätten abspielen können. Dabei habe ich mich bemüht, die medizinischen Sachverhalte dem heutigen Stand der Wissenschaft gemäß darzustellen. Die entsprechenden Nachweise finden Interessierte im Quellenverzeichnis.

Mein spezieller Dank gilt Daniel Horowitz. Durch seine Covergestaltung und die Illustrationen vor jedem Kapitel wird sinnlich erfahrbar, was die Protagonisten in den verschiedenen Geschichten erleben.

Ich danke Claus Sautter; als Vertrauter des Illustrators und der Autorin war er unschlagbar als Mittler zwischen künstlerischen und literarischen Belangen.

Ich danke meiner Lektorin Dr. Felicitas Igel, die mit liebevoller Gnadenlosigkeit die Schwachstellen oder Inkonsistenzen im Text aufspürte, mich dabei auf meiner Wellenlänge abholte – und durch ihre Anregungen mitunter zur »Resonanz-Muse« wurde.

Ich danke Viola Diehl, die im Schlusskorrektorat mit akribischem Blick noch Fehler entdeckte, die allen entgangen waren; und die mir bereits zuvor mit ihrer Kommentierung der einzelnen Geschichten ein Feedback gab, wie ich es mir von Literaturkritikern wünschen würde.

Ich danke meinem »Consigliere« Andreas Pawlenka, der mich von Anfang an bestärkt und ermutigt hat, mich dem Genre der Kurzgeschichten intensiver zu widmen, obwohl – oder gerade weil – diese in der deutschsprachigen Literatur noch immer ein wenig zu den Stiefkindern gehören.

Besonders danke ich Dr. Verena Sautter für die fürsorgliche Unterstützung, Begleitung und zuverlässige Erdung beim gesamten Schreibprozess. Stets war sie mein Premierenpublikum bei häuslichen Lesungen und oft mein fachliches Korrektiv. Sie gewährte mir Einblicke in die Probleme, Herausforderungen, Frustrationen, aber auch Freuden ihres ärztlichen Alltags, die manche Inspiration lieferten.

Herzlich danke ich Beate Leopold für ihr Stehvermögen als persönlicher Fels in der Brandung.

Weiterhin danke ich allen[3], die mich durch Buchgestaltung, Presse- und Öffentlichkeitsarbeit, kreative

---

3 In alphabetischer Reihenfolge

Ideen, wohlwollende oder kritische Rückmeldung, ein offenes Ohr und geduldigen Zuspruch unterstützt haben: Claudia Asholz, Inka Bankwitz, Dieter Durchdewald, Florian Funk, Norbert Funk, Dr. Michaela Jahn-Eder, Bettina Kempf, Ute Melcher, Michaela Mohr, Dr. Susanne Pross, Murielle Rousseau, Prof. Dr. Felix Sedlmayer, Miriam Zellhuber und Jasmin Zitter.

»**DIE GEFÄHRLICHSTEN LÜGEN SIND JENE, DIE MAN SELBST GLAUBT.** JE NÄRRISCHER DAS NARRATIV, UMSO WENIGER KÖNNEN MENSCHEN SICH VORSTELLEN, DASS ES FREI ERFUNDEN SEIN KÖNNTE.«

Kurz nach Beginn des Ukrainekrieges: Sieben Übergewichtige, vom Geschichtsprofessor bis zur syrischen Putzfrau, absolvieren bei der Hausärztin einen Kurs über gesunde Ernährung. Putin mischt das Wartezimmer auf und lässt diametrale Weltsichten hart aufeinanderprallen. Sein Krieg und dessen Hintergründe werden faktengetreu analysiert und kontrovers debattiert. Trotz aller Differenzen kommt sich die Gruppe näher und gerät durch einen Schicksalsschlag in emotionale Turbulenzen.

Mit Illustrationen von Daniel Horowitz

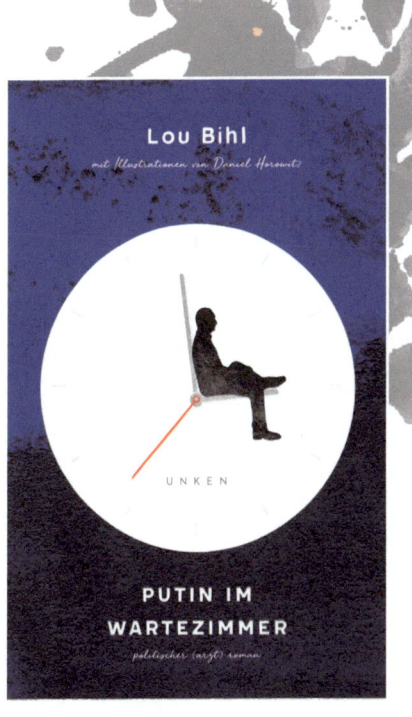

Gleich reinlesen!

WWW.UNKEN-VERLAG.DE

IN DER HÖLLE EINER ZUKÜNFTIGEN PANDEMIE:
MACHTGIER, SEELENBLINDHEIT – UND DIE KRAFT DER LIEBE!

Irgendwann in den 2030-er Jahren: Nun rächt sich, dass von vielen ignoriert wurde, was für alle zu sehen war: soziale Kälte, heißes Wetter, politische Skrupellosigkeit und eine neue Pandemie.

Der Roman zeigt eine hilflose Gesellschaft am Rande des Abgrundes, aber auch die Kraft der Liebe in Krisenzeiten und was Frauen zu deren Bewältigung befähigt.

Mit Illustrationen von Daniel Horowitz

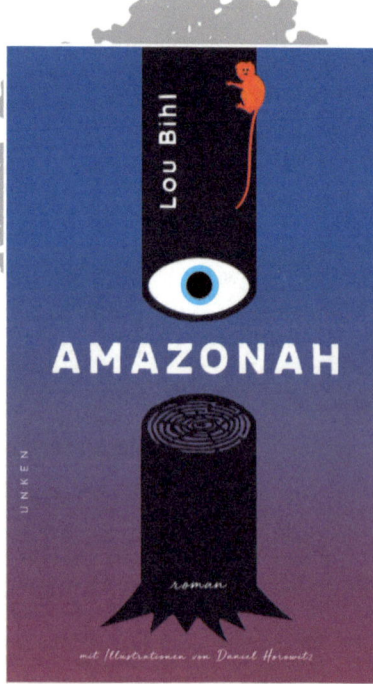

Gleich reinlesen!

Lou Bihl: Amazonah | ISBN 978-3-949286-07-0
Gebunden, 440 Seiten, € 22 | Auch als E-Book erhältlich

WWW.UNKEN-VERLAG.DE

> »**DIESER ROMAN MACHT ETWAS SICHTBAR.**
> Und von solchen Romanen brauchen wir noch viel mehr.«
> **BAYERISCHER RUNDFUNK**

WERDE, DER DU BIST!

Ein besonderes Sabbatjahr sollte es werden: Prof. Kristian Starck, zweifacher Vater, freundschaftlich geschieden, plant sein Coming-Out als Transfrau, als ihn die Diagnose Prostatakrebs mit der Endlichkeit des Lebens konfrontiert. Die Rache seines Y-Chromosoms? Ein wilder Roadtrip zur eigenen Identität beginnt.

Lou Bihl: Ypsilons Rache | ISBN 978-3-949286-00-1
Gebunden, 289 Seiten, € 22 | Auch als E-Book erhältlich

Gleich reinlesen!

WWW.UNKEN-VERLAG.DE

DER UNKEN VERLAG IM WEB UND AUF INSTAGRAM!

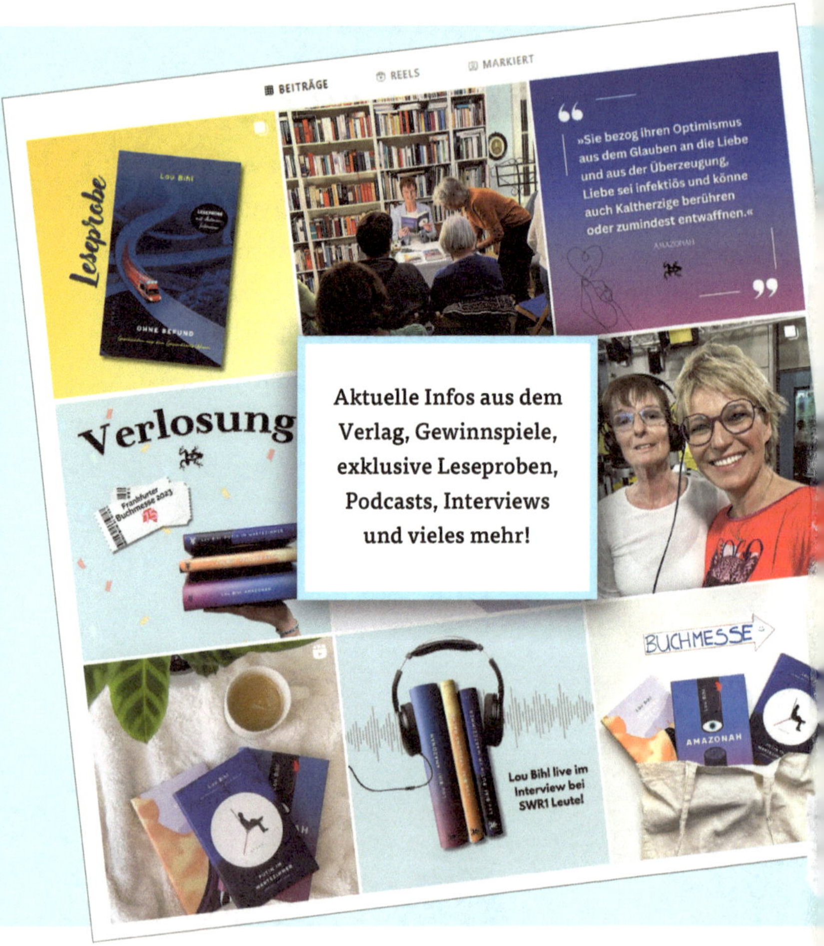

Aktuelle Infos aus dem Verlag, Gewinnspiele, exklusive Leseproben, Podcasts, Interviews und vieles mehr!

FOLGEN SIE UNS:

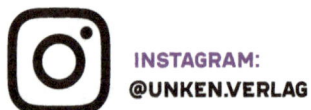

INSTAGRAM:
@UNKEN.VERLAG

WEBSEITE:
UNKEN-VERLAG.DE